SELBST GEMACHT

Detox

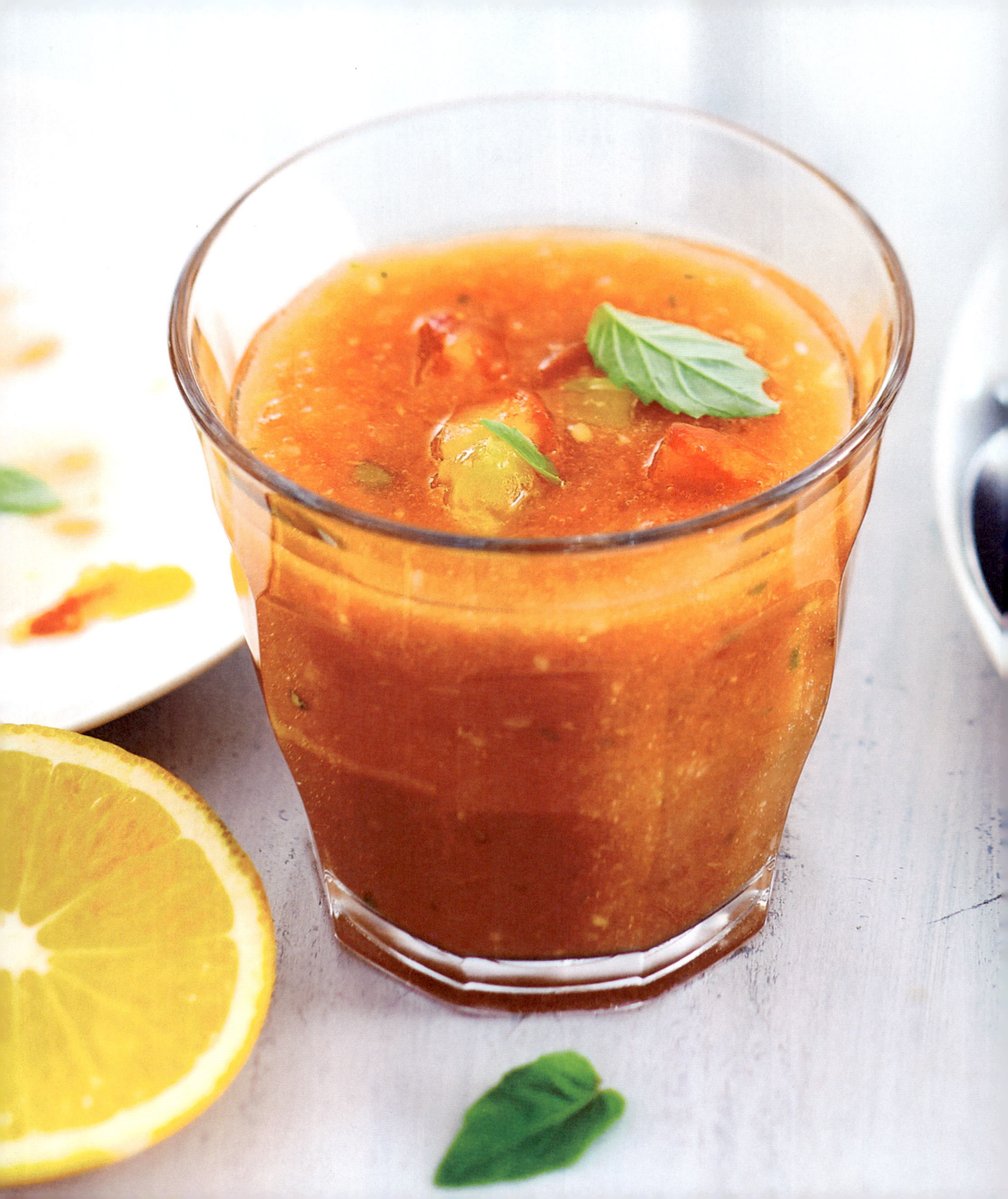

Coralie Ferreira

SELBST GEMACHT

Detox

Fotos: Aimery Chemin
Foodstyling: Coralie Ferreira

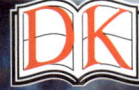

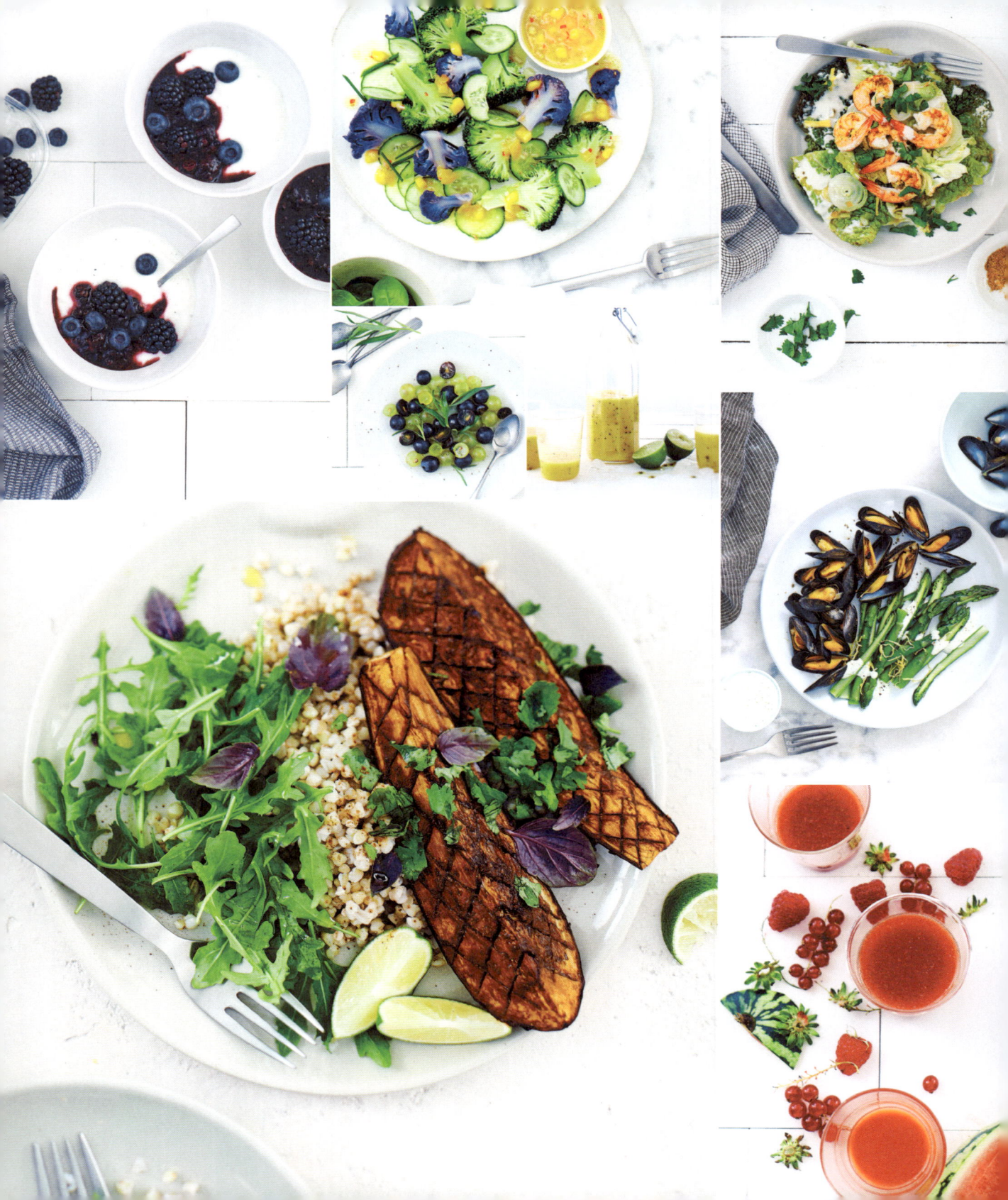

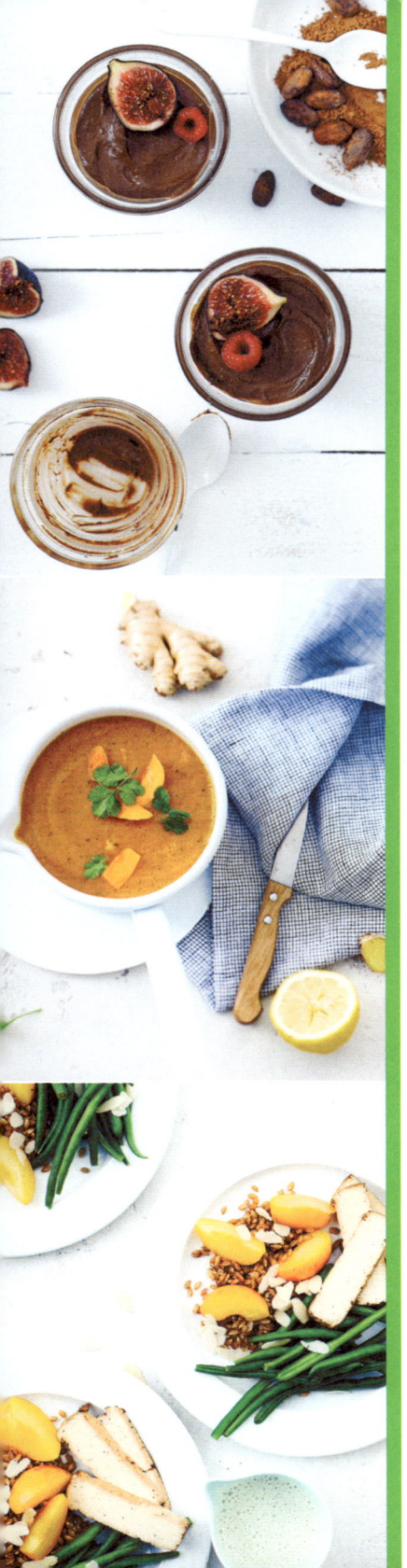

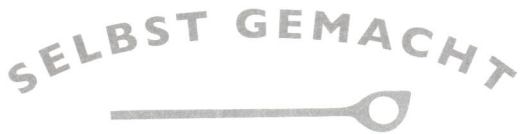
SELBST GEMACHT

INHALT

VORWORT

Falls Sie es noch nicht wissen: Gesunde Ernährung und Freude am Genießen lassen sich durchaus verbinden. Ich selbst bin eine echte Schlemmerin und esse so gerne, dass ich nicht in der Lage bin, irgendeine Diät durchzuhalten. Trotzdem muss man sich manchmal der Tatsache stellen: Wenn man eine Zeit lang nicht genug Maß hält, hinterlässt das schnell seine Spuren. Um meinen Körper nach so einer Phase wirksam und zugleich sanft zu entschlacken, koche ich mir leichte, aromatische Gerichte mit der ganzen Geschmacksvielfalt, die die Natur zu bieten hat.

An erster Stelle stehen im Alltag für mich Obst und Gemüse – saisonales selbstverständlich, nach Möglichkeit aus der Region (je kürzer die Zeit zwischen Ernte und Verzehr ist, desto mehr Vitamine und Mineralstoffe bleiben erhalten) und am besten aus Bio-Anbau (damit man nicht all die Gifte aufnimmt, mit denen die Produkte chemisch behandelt werden; ansonsten daran denken, alles gut zu waschen und zu schälen). Obst und Gemüse begleiten mich durch den ganzen Tag – schon zum Frühstück presse ich mir einen Saft, der mir einen echten Energiekick verpasst.

Bei den Mahlzeiten sollten Sie auf die Balance zwischen Rohkost und gegartem Gemüse achten. Was das Garen angeht, bevorzuge ich sanfte und schnelle Methoden, die ein Maximum an Geschmack und wertvollen Inhaltsstoffen bewahren (ich bin ein echter Fan des Dampfgarens!). Dazu gibt es eine angemessene Portion Fleisch, Fisch oder pflanzliches Eiweiß wie etwa Tofu, die allesamt wenig Fett enthalten und köstlich schmecken, wenn sie mit frischen Kräutern, geriebener Zitronenschale, Fruchtsaft und Gewürzen mariniert werden.

Als i-Tüpfelchen bestreuen Sie Hauptspeisen, Suppen, Salate und Desserts mit ein paar Körnern oder Trockenfrüchten. Diese enthalten jede Menge gesunde Fettsäuren und Spurenelemente, sind lecker und verleihen den Gerichten einen knusprigen Biss.

Last but not least: Ohne Saucen geht es nicht, schließlich bringen sie Pep ins Essen. Und das geht auch »light«: Probieren Sie leichte Pestos aus frischen Kräutern und Ölsaaten sowie etwas Öl und Wasser oder eine helle Sauce aus Sojasahne, Zitronensaft, Kräutern und Gewürzen. Wenn Sie diesen kulinarischen Pfaden folgen, essen Sie so genussvoll wie gesund und verwöhnen Körper und Seele gleichermaßen.

Coralie Ferreira

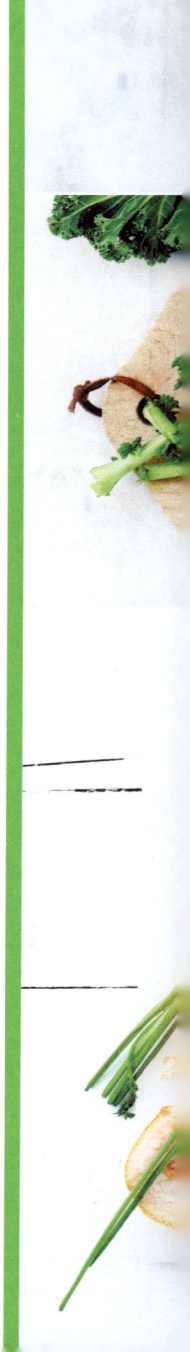

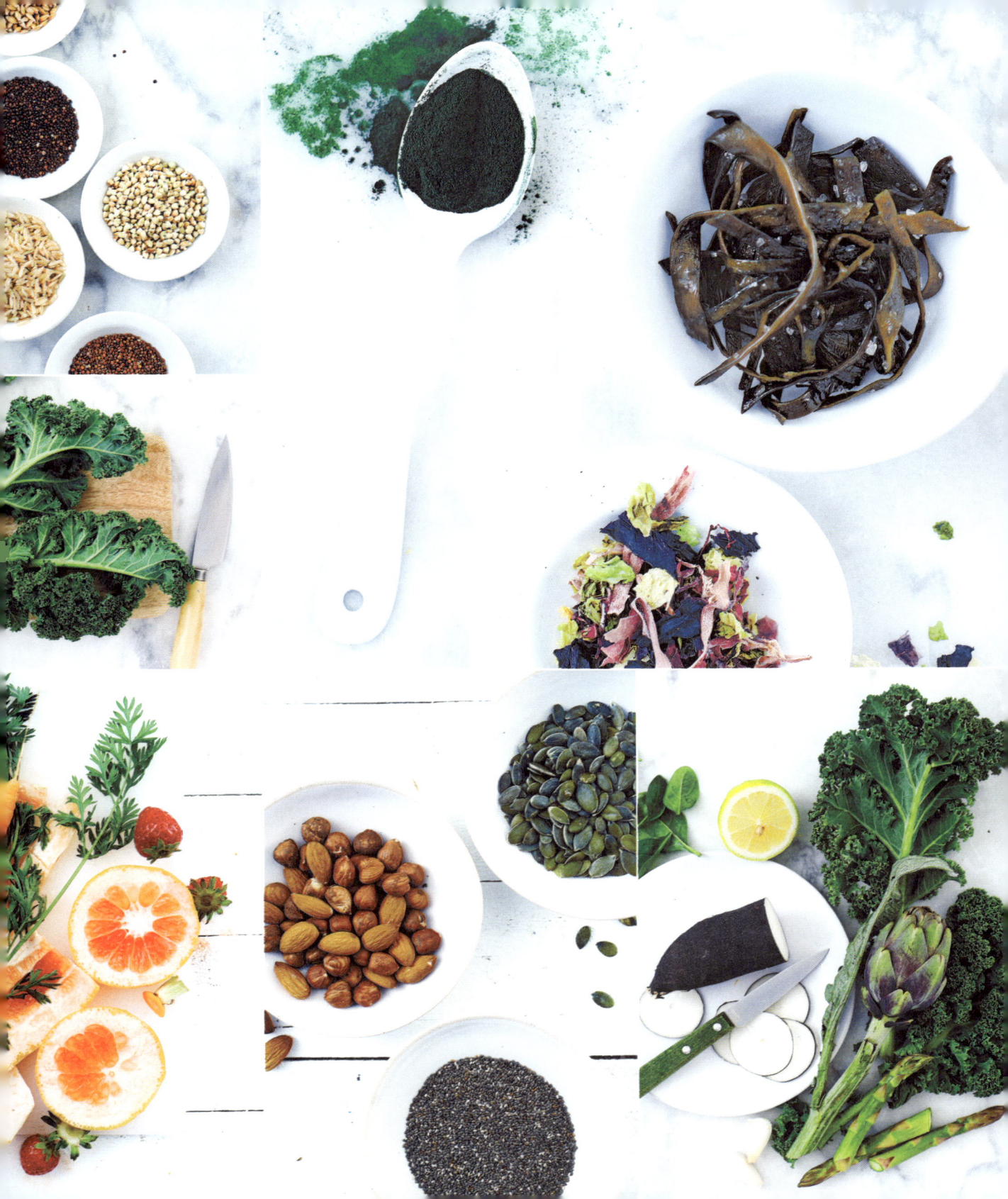

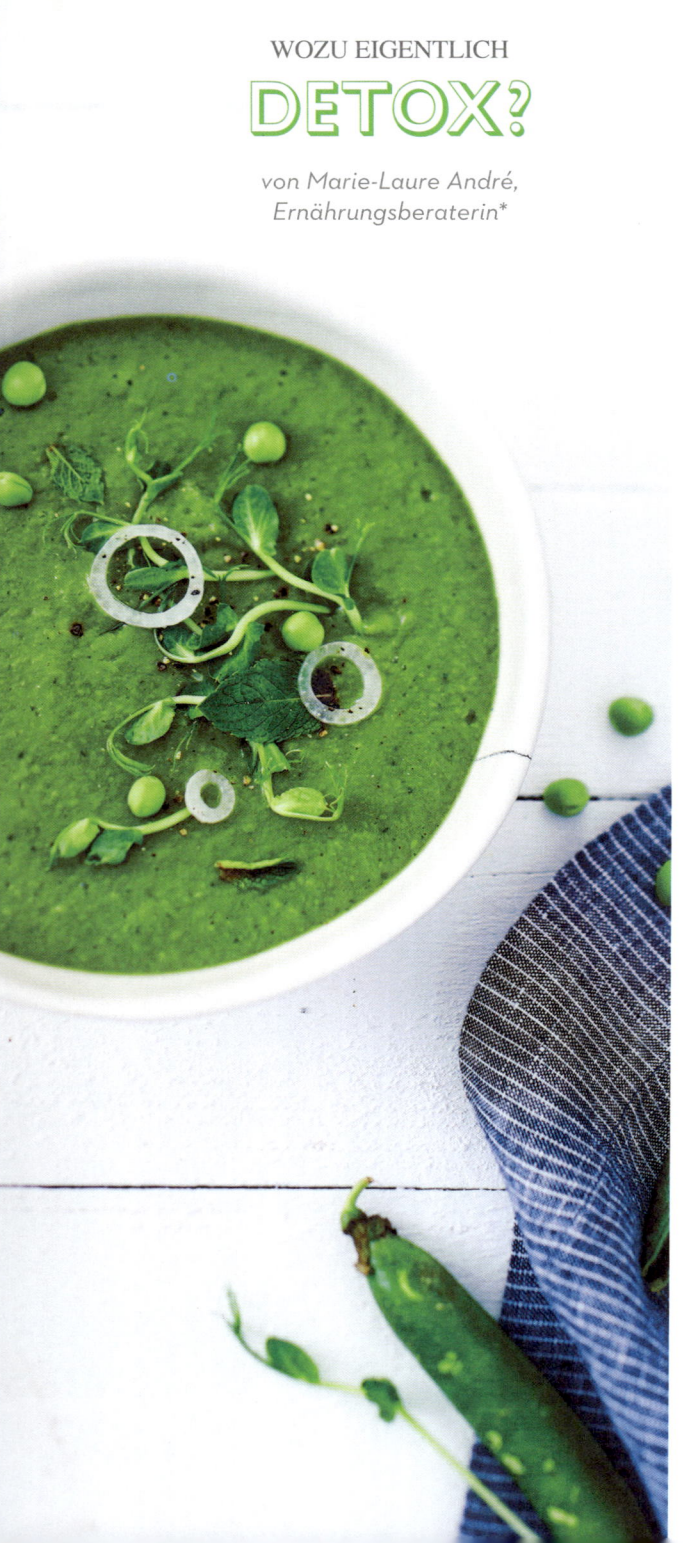

WOZU EIGENTLICH
DETOX?

*von Marie-Laure André,
Ernährungsberaterin**

Wenn man eine Zeit lang alles Mögliche im Übermaß gegessen hat, fühlt man sich schwer und aufgebläht, es haben sich ein paar Kilos angesammelt, die man gerne wieder los wäre, man schläft unruhig … All das sind Anzeichen dafür, dass sich Schadstoffe im Körper angesammelt haben. Genauso wie eine Maschine, die lange nicht gereinigt und instand gehalten wurde und darum nicht mehr so gut funktioniert, braucht unser Körper von Zeit zu Zeit eine Entschlackungskur, um wieder Bestform zu erlangen.

Auch wenn das Abnehmen nicht in erster Linie Ziel einer solchen Kur ist, bewirkt sie doch, dass sich ganz nebenbei das eine oder andere Kilo verabschiedet. Vor allem aber reinigt eine Detox-Kur den Körper von den Schadstoffen, die sich angesammelt haben. Dadurch verbessern sich die Verdauungsfunktion und die Schlafqualität, auch Stress und Müdigkeit werden reduziert – **mit dem Ergebnis, dass sich nach und nach dauerhaft ein umfassendes Wohlbefinden einstellt.**

Mit dem Prinzip »Selbst gemacht« liegen Sie genau richtig, wenn Sie entschlacken wollen. Denn in industriell hergestellten Lebensmitteln stecken oft alle möglichen Zusatzstoffe, zum Beispiel Konservierungs- oder Farbstoffe oder künstliche Aromen, Fette, Salz und zugesetzter Zucker. Außerdem ist die Detox-Kur nicht als Zeit der Entbehrung gedacht, sie soll im Gegenteil die Lust am Essen ganz besonders betonen. Sie bietet nämlich die Gelegenheit, sich wirklich etwas Gutes zu tun, und zwar mit leichten und köstlichen Gerichten!

Also, nichts wie ran an den Herd!

Als Start für Ihre Detox-Kur **suchen Sie sich am besten einen Ruhetag aus,** zum Beispiel Samstag, Sonntag oder den ersten Tag Ihres Urlaubs. Entspannen Sie sich und nehmen Sie sich für diesen Tag keine größeren körperlichen Anstrengungen vor.

Richtig angewandt, sollte eine Detox-Kur den Organismus ins Gleichgewicht bringen – zum einen im Hinblick auf die Verdauung, damit er wieder besser die wichtigen Nährstoffe aufnehmen kann, zum anderen im Hinblick auf den Säure-Basen-Haushalt, indem säurebildende Lebensmittel reduziert werden. Außerdem sollte die Kur den Körper mit vielen wichtigen Nährstoffen versorgen, vor allem mit Vitaminen und anderen oxidationshemmenden Substanzen, um der vorzeitigen Alterung der Zellen entgegenzuwirken.

Es gibt unterschiedliche Detox-Kuren, beispielsweise das Fasten oder eine Monodiät, bei der nur Obst gegessen wird. Solche Kuren sollten nur nach ärztlicher Beratung und nicht über einen längeren Zeitraum durchgeführt werden. Die Rezepte in diesem Buch hingegen führen Sie durch eine weit weniger rigorose Kur: Sie sind leicht und gut bekömmlich, dabei aber sehr schmackhaft und enthalten viele Nährstoffe: Vitamine, Mineralien, Spurenelemente und Antioxidantien. **Sie können sich nach diesem Prinzip also durchaus eine oder mehrere Wochen lang ernähren, ohne irgendwelche Schäden für Ihre Gesundheit fürchten zu müssen.**

WICHTIG:
Wenn Sie an einer chronischen Krankheit wie etwa Diabetes oder Herzschwäche leiden, fragen Sie Ihren Arzt, ob eine Detox-Kur für Sie geeignet ist.

Reduzieren Sie beim Essen nicht die Menge, sondern achten Sie einfach auf Ihren Hunger und Ihr Sättigungsgefühl. Halten Sie die klassische Abfolge von drei Mahlzeiten pro Tag ein, ergänzt durch ein oder zwei Imbisse zwischendurch, je nach Bedarf. Lassen Sie sich Zeit beim Essen und denken Sie daran, gründlich zu kauen.

Übrigens sollten Sie während der Detox-Kur auf das Rauchen verzichten, nicht zu spät ins Bett gehen, damit Sie gut schlafen, und jeden Tag an die frische Luft gehen.

* **Marie-Laure André** ist seit 15 Jahren Ernährungsberaterin in einem Krankenhaus und auf die Behandlung von Nierenschwäche, Diabetes und Übergewicht spezialisiert. Zudem bildet sie Ernährungsberater aus. Sie kocht und isst leidenschaftlich gerne gut und gesund und ist Autorin verschiedener Ernährungs- und Rezeptbücher.

Um den Körper wirkungsvoll zu entgiften, sollte man vor allem auf Nahrungsmittel verzichten, die Stoffe enthalten, welche unter Umständen Ablagerungen in den Zellen bilden können und Leber, Nieren und Verdauungstrakt zusätzlich belasten.

WEGLASSEN:

• **Alkohol** in jeglicher Form, denn er wirkt sich negativ auf die Verdauung aus, strapaziert die Leber und beschleunigt die Zellalterung.

• **Gehärtete Fette**, das heißt alle Fette, die erhitzt wurden und in vielen industriell gefertigten Lebensmitteln enthalten sind (Hefegebäck, Teigwaren wie Fertigpizza, Gebäck aller Art etc.). Diese Fette sind schwer verdaulich und belasten die Leber.

• **Raffinierter Zucker** und Lebensmittel, die diesen enthalten, wie Eis, Marmelade oder Kuchen. Raffinierter Zucker liefert keinerlei Stoffe, die für die Ernährung wichtig sind: Er enthält weder Ballaststoffe noch Vitamine noch Mineralstoffe, nur »leere« Kalorien. Zudem ist er ein Säurebildner, verursacht Karies und sein glykämischer Index ist sehr hoch, was die Fettspeicherung anregt. Meiden Sie außerdem synthetische Süßstoffe wie Aspartam; verwenden Sie stattdessen lieber kleine Mengen natürlicher Süßungsmittel wie Honig, dunklen Rohrzucker (Muscovadozucker) und Agavendicksaft.

• **Pökelaufschnitt und -fleisch** (zum Beispiel gekochter Schinken oder Putenschinken), die Zusätze enthalten (vor allem Nitrit-Pökelsalz), sowie Räucherfleisch und -fisch, die in geringen Mengen Substanzen enthalten, welche im Verdacht stehen, krebserregend zu sein.

• **Fertiggerichte** (Suppen, Saucen, Tiefkühl- oder »Convenience«-Gerichte), die zu viel Fett, Salz und chemische Zusatzstoffe enthalten.

REDUZIEREN:

• **Fleisch**, vor allem rotes Fleisch, dessen Eiweiß säurebildend ist.

• **Glutenhaltiges Getreide** (Weizen, Roggen und Gerste) sowie deren Folgeprodukte, wie Brot, Zwieback, Nudeln oder Grieß.

• **Kuhmilch** und Kuhmilchprodukte, die aufgrund ihres hohen Anteils an Laktose und Kasein (Proteine in der Milch) schwer verdaulich sind. Zu bevorzugen sind Produkte aus Ziegenmilch und Pflanzenmilch (z. B. aus Mandeln oder Soja), die besser verträglich sind.

• **Hülsenfrüchte** (z. B. Linsen, getrocknete Bohnen), deren Ballaststoffe die Darmschleimhaut zu sehr reizen.

• **Kaffee**, der durch das enthaltene Koffein den Herzrhythmus beschleunigt; beschränken Sie sich auf eine Tasse am Tag. Vor allem Milchkaffee ist schwer verdaulich! Anstelle von Schwarztee mit seinem hohen Teingehalt trinken Sie lieber grünen Tee oder Roiboostee.

• **Gewürzsalz**, um die Nieren nicht zu belasten (stattdessen lieber Meersalz verwenden).

Der glykämische Index gibt an, in welchem Maße ein Lebensmittel den Blutzucker erhöht (Blutzuckerspiegel). Lebensmittel mit einem hohen glykämischen Index beanspruchen die Bauchspeicheldrüse langfristig, was zu einer überproportionalen Insulinproduktion führen kann, und befördern eine Gewichtszunahme (Insulin fördert die Fettspeicherung).

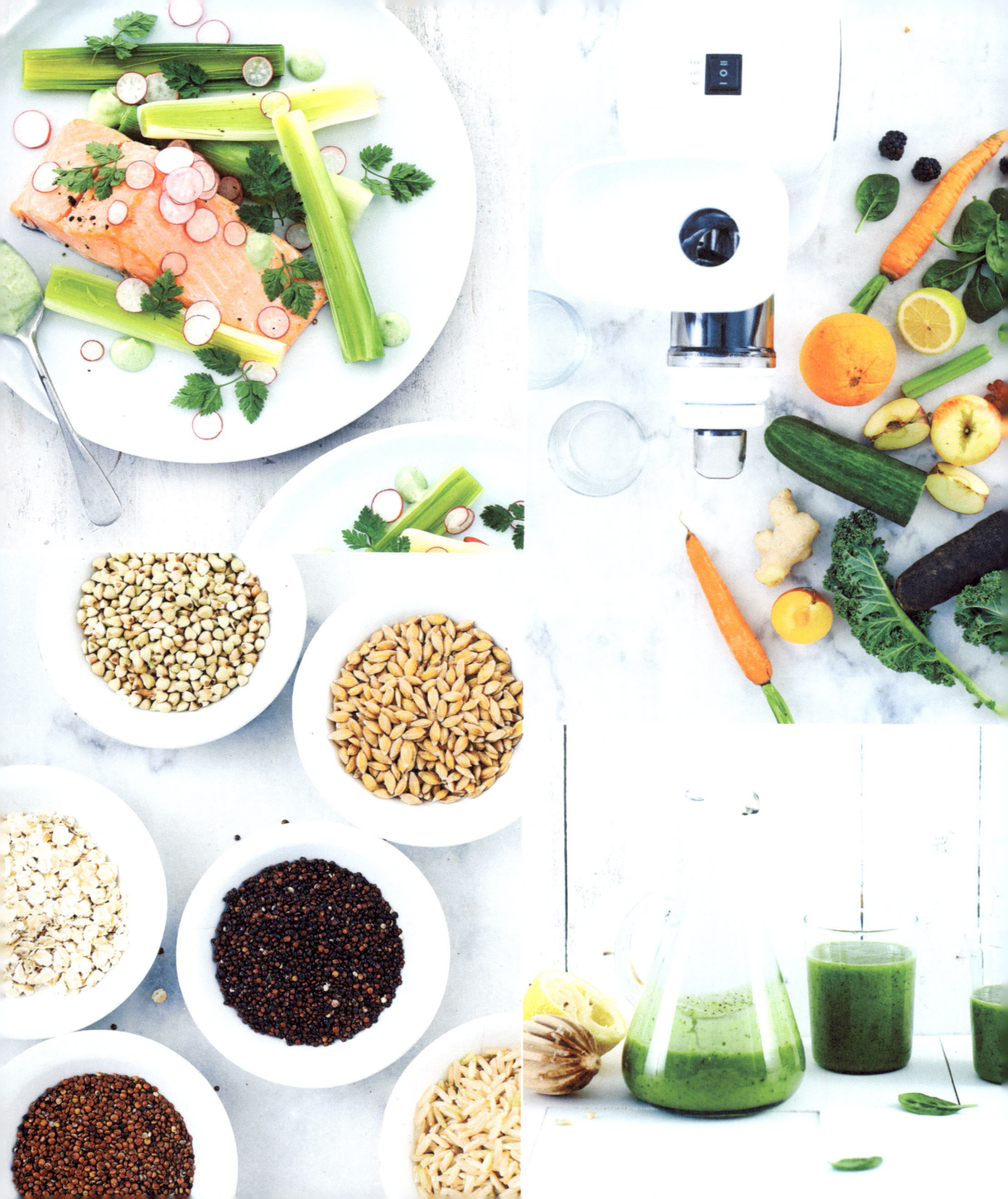

Bei einer Detox-Kur sollten Obst und Gemüse an erster Stelle stehen. Wählen Sie sie je nach Saison aus, damit der Anteil an Vitaminen und oxidationshemmenden Stoffen möglichst groß ist. Verzehren Sie sie roh oder gekocht, bereiten Sie Salat, warme oder kalte Suppen daraus zu und verarbeiten Sie sie zu Säften oder, noch besser, Smoothies, denn diese enthalten mehr Ballaststoffe und sind sättigender als normale Säfte. Außerdem sollten vor allem wenig säurebildende Lebensmittel verzehrt werden und solche, die den Organismus dabei unterstützen, Giftstoffe auszuscheiden.

DIE BESTEN LEBENSMITTEL FÜR EINE WIRKUNGSVOLLE DETOX-KUR

LEBENSMITTEL	DETOX-VORTEIL
ALGEN	
Spirulina, Chlorella, Wakame, Nori	Blutreinigende Wirkung. Sehr hoher Gehalt an Antioxidantien.
ROTE BEEREN	
Goji-Beeren, Acerola, Cranberrys, Heidelbeeren	Vitamin-C-Gehalt. Starke oxidationshemmende Wirkung. Antibakteriell.
GLUTENFREIES GETREIDE	
Buchweizen, Quinoa, Vollkornreis, Hirse, daneben enthalten Dinkel, Kamut und Hafer wenig Gluten.	Leicht verdaulich.
SCHOKOLADE	
Dunkle Schokolade (> 70 % Kakao)	Enthält viele oxidationshemmende Stoffe.
GEWÜRZE	
Curry, Ingwer, Pfeffer, Zimt und frische Kräuter (Basilikum, Minze, Rosmarin, Koriandergrün, Estragon etc.).	Unterstützen die Verdauung. Harntreibend. Regen die Blutreinigung im Körper an (Leber, Nieren, Darm).
FRISCHES OBST	
Ananas, Äpfel, Aprikosen, Granatäpfel, Himbeeren, Kirschen, Kiwi, Melone, Pflaumen, Rhabarber, Weintrauben etc.	Enthalten viele Ballaststoffe und Antioxidantien. Wirken blutreinigend (regen Leber und Gallenblase an) und harntreibend.

LEBENSMITTEL	DETOX-VORTEIL
ÖLSAMEN UND -PFLANZEN	
Mandeln, Walnüsse, Haselnüsse Chia- und Sesamsamen, Kürbiskerne	Reich an Eiweiß, Ballaststoffen und unge-sättigten Fettsäuren, die das Herz schützen.
KALT GEPRESSTE ÖLE	
Oliven-, Traubenkern- oder Walnussöl	Reich an wertvollen Fettsäuren.
PFLANZENMILCH	
Mandel, Hafer, Reis, Soja (als Getränk oder Joghurt)	Leicht verdaulich.
FRISCHES GEMÜSE	
Artischocken, Avocados, Möhren, Knoblauch, Kohl, Kresse, Lauch, Löwenzahn, schwarzer Rettich, Sellerie, Spargel, Spinat, Zwiebeln	Regen das Immunsystem an. Enthalten viele Ballaststoffe und Antioxidantien. Wirken blutreinigend (regen zum Beispiel Leber und Gallenblase an) und harntreibend.
SPROSSEN UND KEIMLINGE	
Sehr gut bekömmlich und reich an wichtigen Nährstoffen (Vitamine, Antioxidantien).	
HONIG	
Antibakteriell.	
FISCH UND MEERESFRÜCHTE	
Geringer Fett- und hoher Eiweißgehalt. Enthalten viele Spurenelemente und Antioxidantien.	
SOJA	
Tofu, Sojamilch	Enthält viel Eiweiß und wenig gesättigte Fett-säuren. Leicht verdaulich.
HELLES FLEISCH	
Hähnchen, Pute	Enthält viel wertvolles Eiweiß und wenig Fett.
JOGHURT	
vor allem aus Ziegenmilch	Enthält viele Probiotika, die unerlässlich für einen gesunden Darm sind.

Rohes Obst und Gemüse kann die Darmschleimhaut reizen. Wenn Sie einen empfindlichen Darm haben, sollten Sie es lieber schälen und entkernen oder gegart verzehren. Sie können es auch mit Zitronensaft oder Essig beträufeln oder mit Kapern oder Meerrettich zubereiten – die enthaltene Säure macht es leichter bekömmlich.

Vorsicht:

Nehmen Sie nicht übermäßig viel Eiweiß zu sich, um die Nieren nicht zu sehr zu belasten, aber dennoch ausreichend, um etwaigen Mangelerscheinungen wie etwa Muskelabbau vorzubeugen. Halten Sie sich vor allem an Geflügel, gekochte (nicht gebratene!) Eier, Sojaprodukte und Fisch – Letzterer ist reich an Omega-3-Fettsäuren, die das Immunsystem stärken. Variieren Sie die Sorten und Herkunft der Fische und essen Sie nicht öfter als zweimal pro Woche Fisch oder Meeresfrüchte, da diese Quecksilber und andere Giftstoffe enthalten können.

WAS SPRICHT FÜR BIO?

Pflanzen aus ökologischer Landwirtschaft werden ohne künstliche Düngemittel und Pestizide produziert. Sie reifen unter freiem Himmel und haben einen unverfälschten Geschmack. Wenn Ihr Budget es hergibt, sollten Sie Bio-Produkten den Vorzug vor konventionellen Lebensmitteln geben und sie so schnell wie möglich verzehren (Vitamine reagieren auf Licht und werden während der Lagerung zum Teil zerstört).

WELCHE GETRÄNKE SIND GEEIGNET?

Um Giftstoffe loszuwerden, sollte man viel Wasser trinken: mindestens 1,5 Liter Wasser pro Tag, ohne Kohlensäure und möglichst mit wenig Mineralien, denn Sie nehmen schon genügend Mineralien auf, wenn Sie die folgenden leckeren Rezepte nachkochen. Wenn Sie kein stilles Wasser mögen, können Sie auch blutreinigenden Kräutertee trinken (Thymian, Rosmarin, Echtes Mädesüß oder Löwenzahn), grünen Tee, der viele oxidationshemmende Stoffe enthält, oder Kokoswasser, das aufgrund des hohen Kaliumgehalts sehr harntreibend ist.

Sie können sich auch köstliche Gemüsesäfte mit vielen Vitaminen und ballaststoffreiche Smoothies zubereiten.

Und vergessen Sie nicht den Zitronensaft: ½ Zitrone in etwas nicht zu kaltes Wasser gepresst und morgens getrunken, reinigt die Leber. Sie können auch etwas Zitronensaft zu dem Mineralwasser geben, das Sie über den Tag verteilt trinken.

WELCHE GARMETHODE IST DIE BESTE?

Die Wahl der Garmethode ist genauso wichtig wie die der Lebensmittel, um den Organismus wirkungsvoll zu entgiften. Das Garen bei hohen Temperaturen erzeugt Schadstoffe wie

GUT ZU WISSEN
Ziegenmilch und Ziegenmilchprodukte sind leichter bekömmlich als Kuhmilch.

Acrylamid oder Benzpyren. Zudem werden die in den Nahrungsmitteln enthaltenen Enzyme, Vitamine und Mineralien durch das Garen bei hohen Temperaturen zum Teil zerstört. Darum sollten Sie nicht in der Fritteuse, der Pfanne, auf dem Grill oder im Schnellkochtopf garen, sondern ihr Gemüse stattdessen lieber schonend dünsten oder in einem passenden Bambuskorb garen. Sie können die Zutaten auch in der Folie garen, wenn Sie die Temperatur des Backofens nicht zu hoch einstellen und Backpapier statt Alufolie verwenden.

Auch beim Schmoren bleiben die wichtigen Nährstoffe erhalten, wenn bei schwacher Hitze gegart wird.

Wenn Sie gerne rohes Obst und Gemüse essen, ist eine Detox-Kur genau das Richtige für Sie! Sie sollten aber darauf achten, nicht zu viel Rohkost zu sich zu nehmen, da diese den Darm reizen kann. Wenn Sie rohen Fisch mögen, legen Sie ihn in Zitronen- oder Essigmarinade ein und bereiten Sie zum Beispiel ein Fisch-Carpaccio oder ein Tatar von Jakobsmuscheln zu.

WAS PASST GUT ZUSAMMEN?

Eine wirkungsvolle Detox-Kur geht einher mit einer guten Verdauung! Vermeiden Sie darum die Kombination bestimmter Nahrungsmittel, die die Verdauung verlängern, zum Beispiel tierisches Eiweiß (helles Fleisch, Eier, Fisch) und stärkehaltige Lebensmittel (Kartoffeln, Reis, Quinoa …). Essen Sie zu hellem Fleisch oder Fisch lieber Gemüse. Stärkehaltige Sättigungsbeilagen können Sie auch mit Gemüse zubereiten. Und trinken Sie nach Möglichkeit nicht zu, sondern zwischen den Mahlzeiten, um die Wirkung der Verdauungsenzyme nicht abzuschwächen.

Wenn Sie unter Verdauungsproblemen leiden, sollten Sie rohes Obst nur zwischen den Mahlzeiten (oder eine Viertelstunde davor) verzehren, um Ihre Verdauung nicht zu beeinträchtigen. Als Dessert essen Sie besser gegartes Obst, z. B. als Kompott, und Produkte aus Ziegenmilch, Sojamilch oder anderer Pflanzenmilch.

DIE DREI GOLDENEN REGELN FÜR EINE GUTE VERDAUUNG

1 - MAHLZEITEN MIT FOLGENDEN KOMBINATIONEN ZUBEREITEN:
Helles Fleisch/Fisch + Gemüse
Getreide + Gemüse

2 - OBST AUSSERHALB DER MAHLZEITEN ESSEN
(oder eine Viertelstunde vorher), um die Verdauung nicht zu beeinträchtigen.

3 - MÖGLICHST NICHT ZU DEN MAHLZEITEN TRINKEN,
um die Wirkung der Verdauungsenzyme nicht zu sehr abzuschwächen.

Meine 100-%-Detox-Wochenend-Menüs

	TAG 1	TAG 2
FRÜHSTÜCK	Grüner Tee – Glutenfreies Knuspermüsli mit Nüssen und Pflanzenmilch	Grüner Smoothie – Cremige Haferflocken mit Heidelbeeren und Haselnüssen
MITTAGESSEN	Radieschen mit Salz – Gelbe Zucchini, Hähnchenfleisch in Sojasahne, Frühlingszwiebeln und Ingwer – Ziegenfrischkäse	Bunte Bete mit Kapern und Brunnenkresse – Lachs aus der Folie Gemischtes Gemüse mit Gewürzen und Kräutern – Bratapfel
NACHMITTAGSIMBISS	Kokoswasser – Weintrauben mit leichtem Holundersirup	Kräutertee aus Koriander, Melisse und Zitrone – Frische Ananas
ABENDBROT	Möhrencremesuppe mit Kurkuma, Koriandergrün und Ingwer – Buchweizen mit grünen Bohnen, Aprikosen und Mandeln – Sojajoghurt	Artischockensuppe mit Erbsen und Minze – Quinoa mit Tomatensauce – Leichter Vanillequark mit Heidelbeeren

Jetzt haben Sie all Ihr Handwerkszeug beisammen für Ihre erfolgreiche Detox-Kur, und es kann losgehen. Wichtig ist, dass Sie Ihre Mahlzeiten abwechslungsreich gestalten – bringen Sie die Farbpalette, die Obst und Gemüse zu bieten haben, auf den Teller, fügen Sie eine knackige Note hinzu (zum Beispiel mit Keimlingen), würzen Sie mit frischen Kräutern und vor allem: Lassen Sie es sich schmecken!

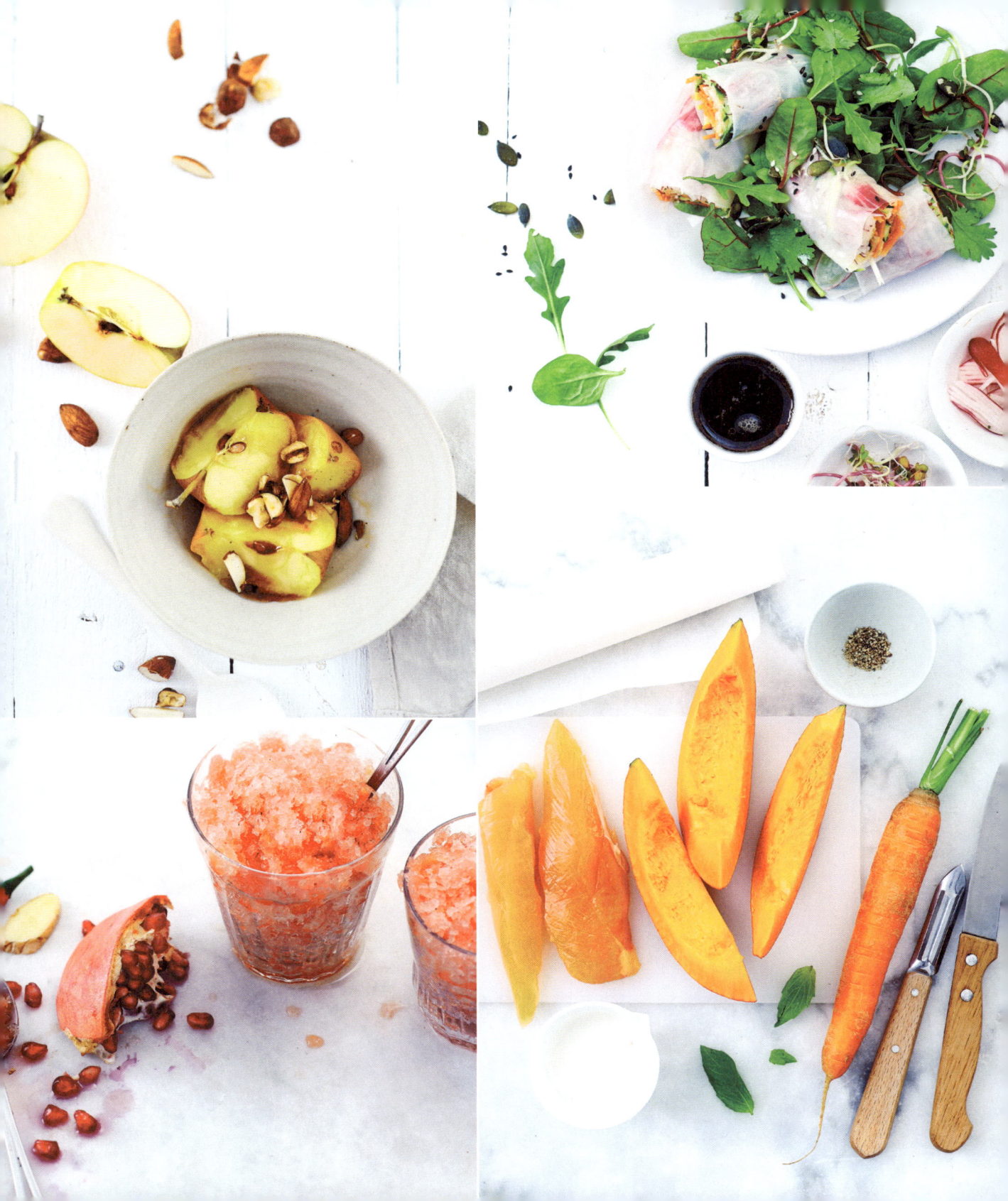

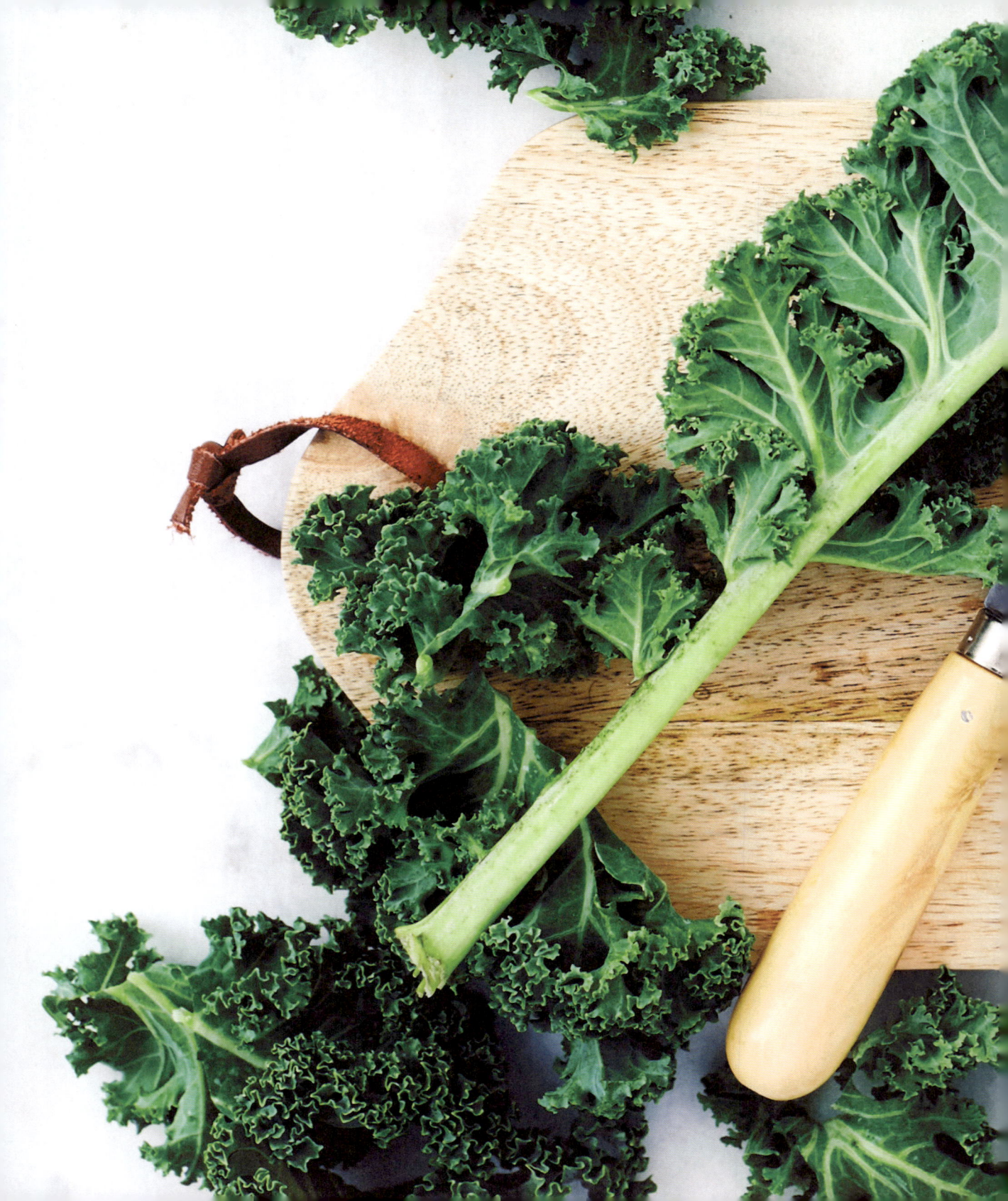

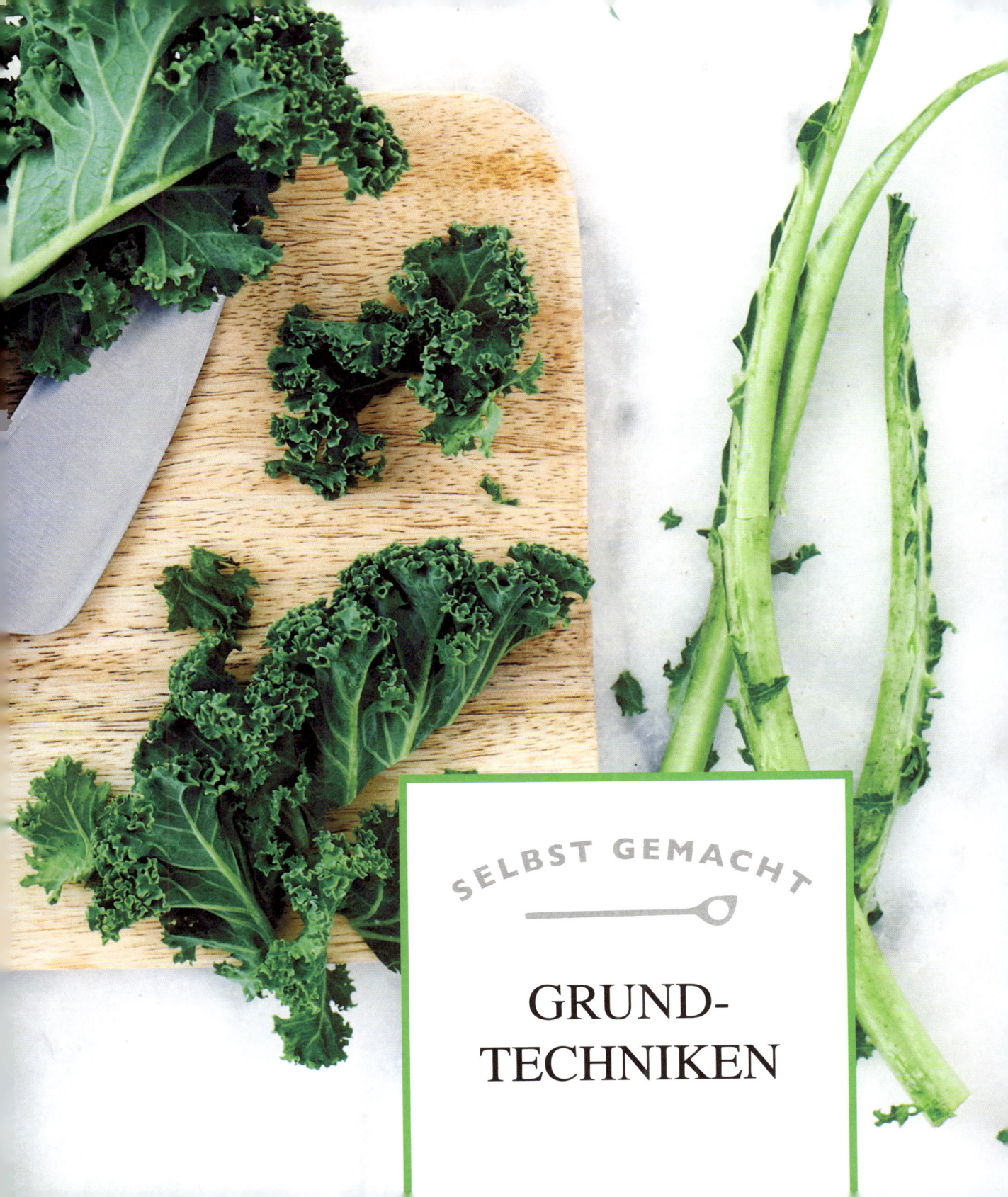

GRUND-
TECHNIKEN

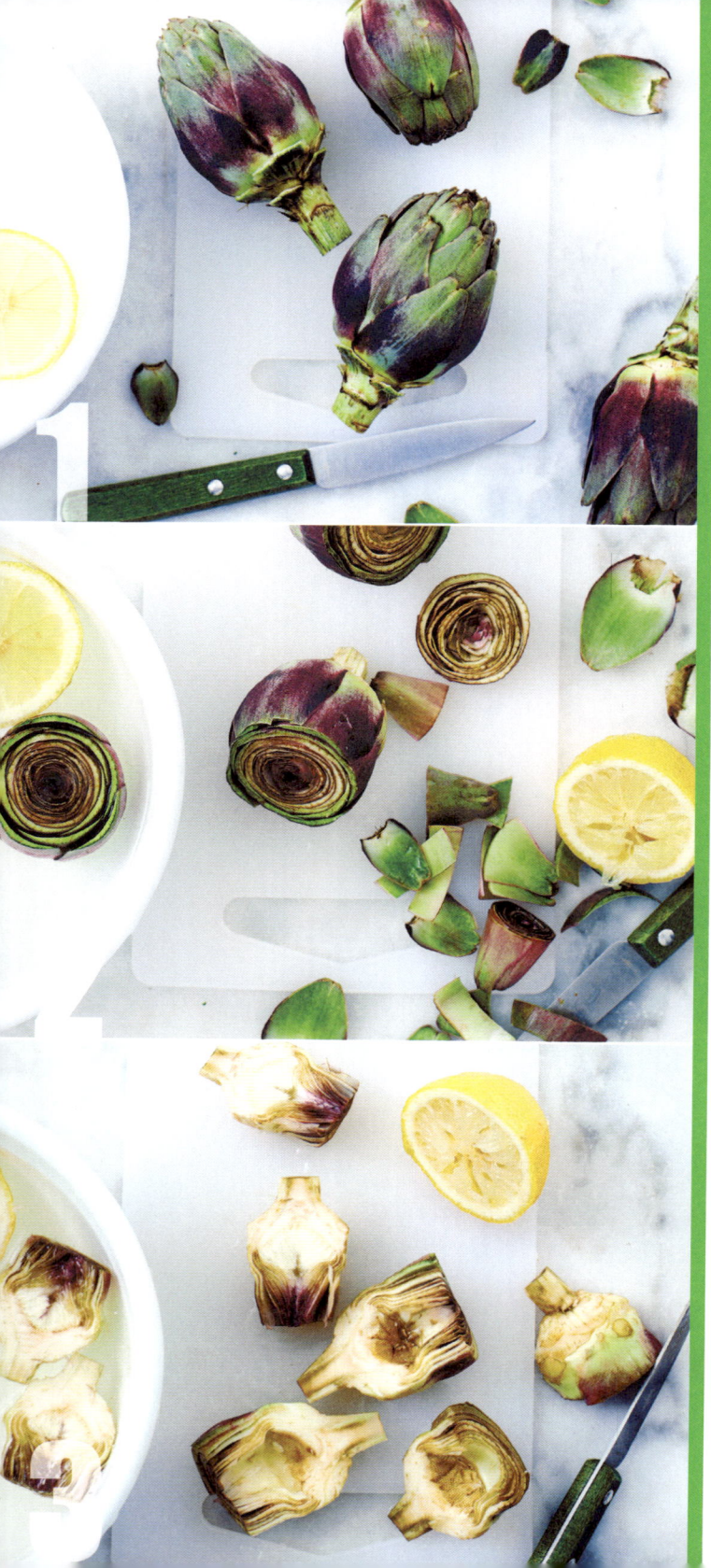

ARTISCHOCKEN ZUBEREITEN

1 Eine große Schüssel mit Wasser füllen und den Saft einer Zitrone dazugeben. Den faserigen Stiel der Artischocke abbrechen und das Stielende mit Zitronensaft beträufeln. Die harten Blätter der ersten Reihen mit den Händen abzupfen.

2 Das obere Drittel der Artischocke abschneiden. Das obere Ende und den Stielabsatz schälen. Zwischendurch die Artischocke immer wieder in das Zitronenwasser tauchen, damit sie nicht zu sehr oxidiert.

3 Mit der Messerklinge kreisförmig um die Artischocke herum alle harten Blätter entfernen, bis zum Artischockenherz. Dann den unteren Teil der Artischocke gut säubern, die grünen Blätter abschneiden (es sei denn, sie sind zart und hell genug, vor allem wenn die Artischocken mariniert werden) und das Heu entfernen. Die Artischocken nach und nach in das Zitronenwasser geben, bis sie weiterverarbeitet werden.

GRÜNKOHL ZUBEREITEN

1 Den Grünkohl unter fließendem Wasser abspülen und die Erde entfernen. Die Blattrippen entfernen; sie sind sehr hart und schmecken nicht besonders gut (für einen Saft mit Grünkohl können sie im Entsafter allerdings durchaus mitverwertet werden). Dafür mit der Messerklinge knapp an den Blättern entlangschneiden, um möglichst viel davon zu erhalten. Das geht auch mit einer Schere.

2 Die Grünkohlblätter grob hacken und in eine Schüssel geben.

3 Grünkohl schmeckt am besten, wenn er gut durchgewalkt wird. Dafür die Blätter einfach mit etwas Salz bestreuen und einige EL Olivenöl (oder anderes Öl), sowie Zitronensaft oder Essig (als Säure) darüberträufeln. Anschließend mit beiden Händen mindestens 3 Minuten regelrecht »massieren«, sodass alle Blätter von der Flüssigkeit umhüllt sind und weich werden. Jetzt können die Grünkohlblätter im Ofen knusprig-zart gebacken oder nach 1 Stunde Ruhezeit als Salat verzehrt werden.

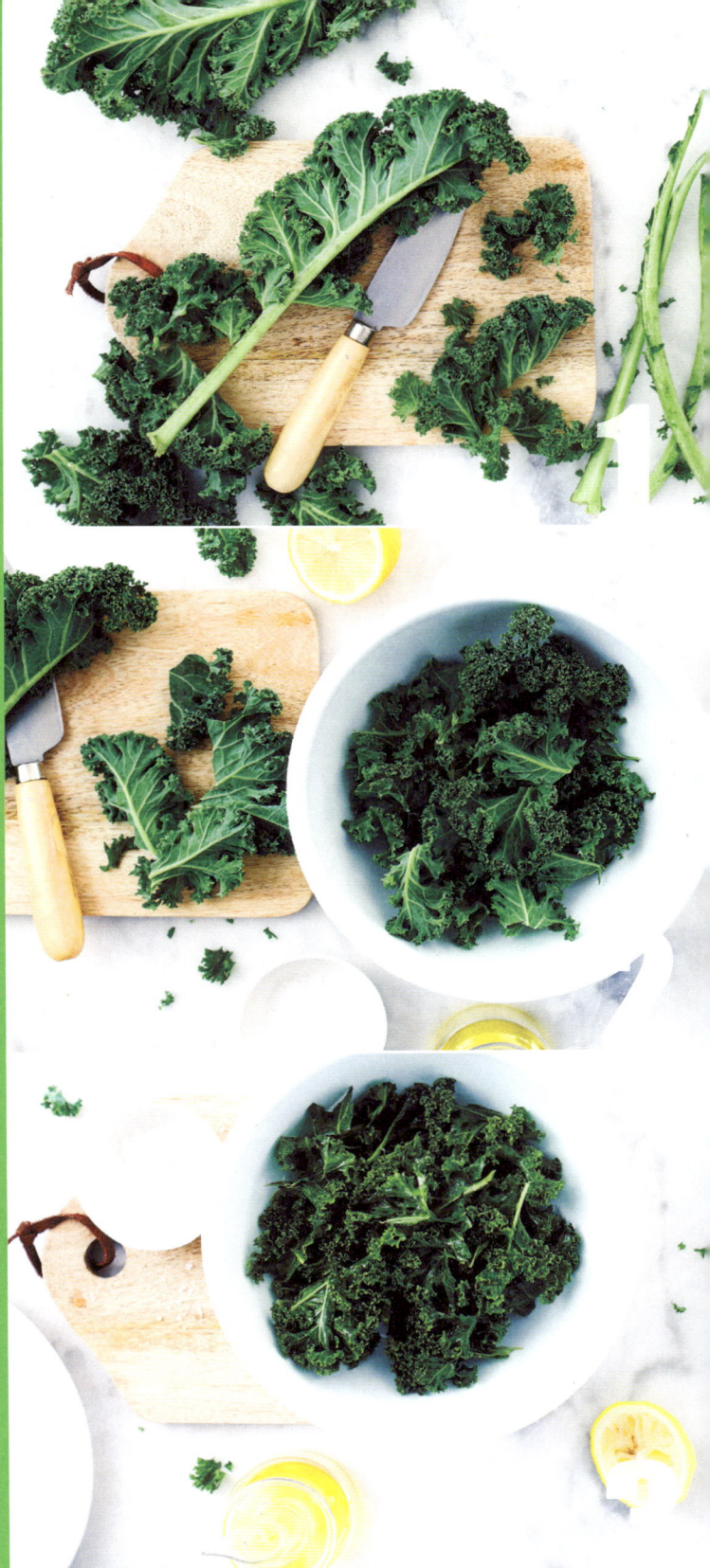

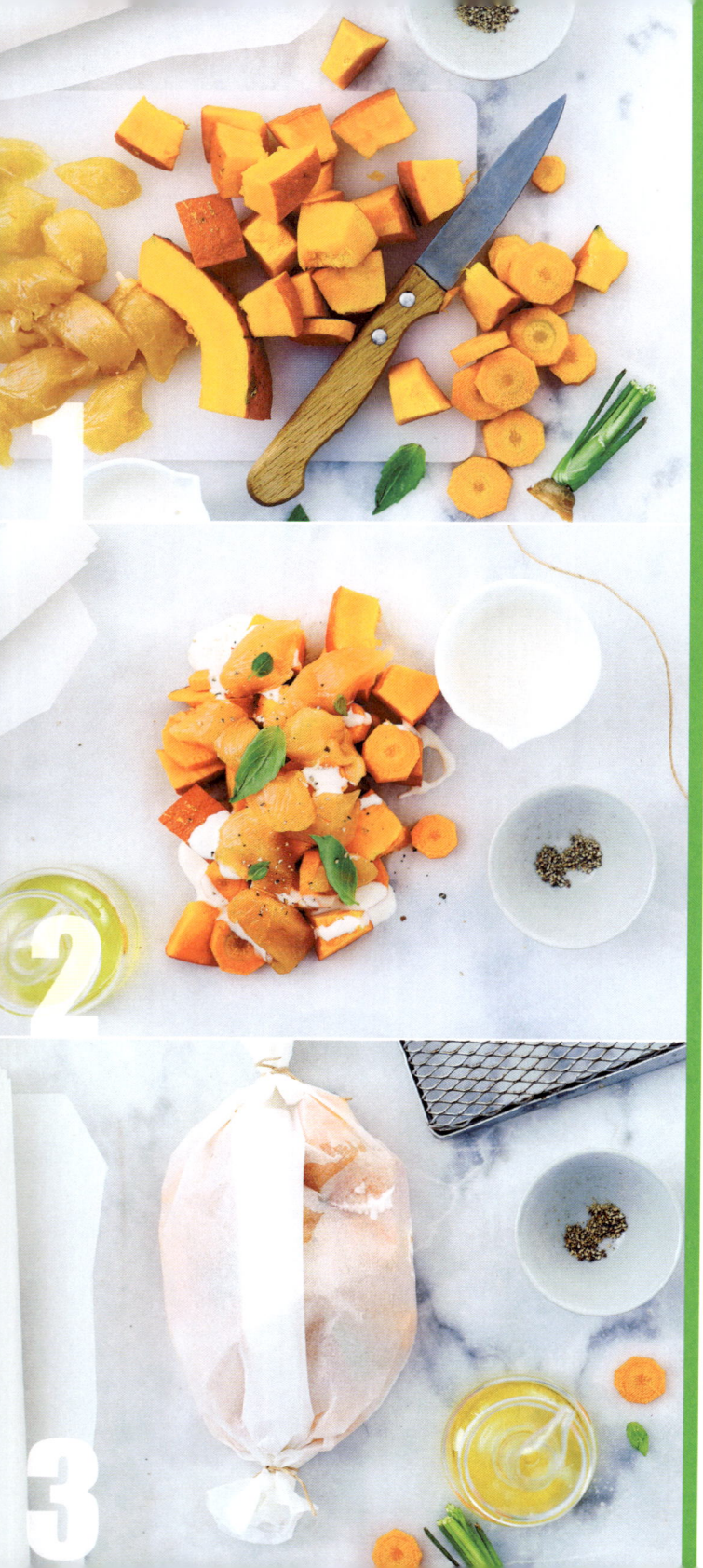

GAREN IM PÄCKCHEN

1 Alle Zutaten für das Rezept bereitstellen und ein großes Rechteck Back- oder Pergamentpapier zuschneiden. Falls nötig, das Gemüse schälen und alle Zutaten für das Päckchen in kleine Würfel oder Stücke schneiden (das verkürzt die Garzeit). Fleisch, Tofu oder Fisch kann mit etwas Sahne oder Olivenöl und frischen Kräutern mariniert werden.

2 Die Zutaten mittig auf das Papierrechteck geben: zuerst das Gemüse, das bereits leicht gewürzt wird, anschließend die Fleisch- oder Fischstücke. Die Marinade oder Sahne und etwas Wasser zum Garen zufügen. Nach Belieben würzen.

3 Das Päckchen verschließen: Dafür das Papier von beiden Seiten aus zur Mitte hin zusammennehmen und mehrmals ineinanderfalten, dann die Enden verdrehen und mit Küchengarn zubinden. Jetzt nur noch ab damit in den Ofen!

SAFT HERSTELLEN MIT DEM ENTSAFTER

Sie benötigen:
Entsafter oder Saftzentrifuge

1 Obst und Gemüse für den Saft auswählen und gründlich waschen. Obst und Gemüse, das nicht aus biologischem Anbau stammt, sollte geschält werden.

2 Obst und Gemüse so zerkleinern, dass sie in den Entsafter passen. Bei Zitrusfrüchten vorher die Schale entfernen.

3 Obst und Gemüse im Entsafter verarbeiten, dabei nach Möglichkeit zwischen härterem und weicherem Fruchtfleisch abwechseln, um das Saftpressen zu erleichtern. Den Saft sofort trinken oder luftdicht verschlossen kalt stellen.

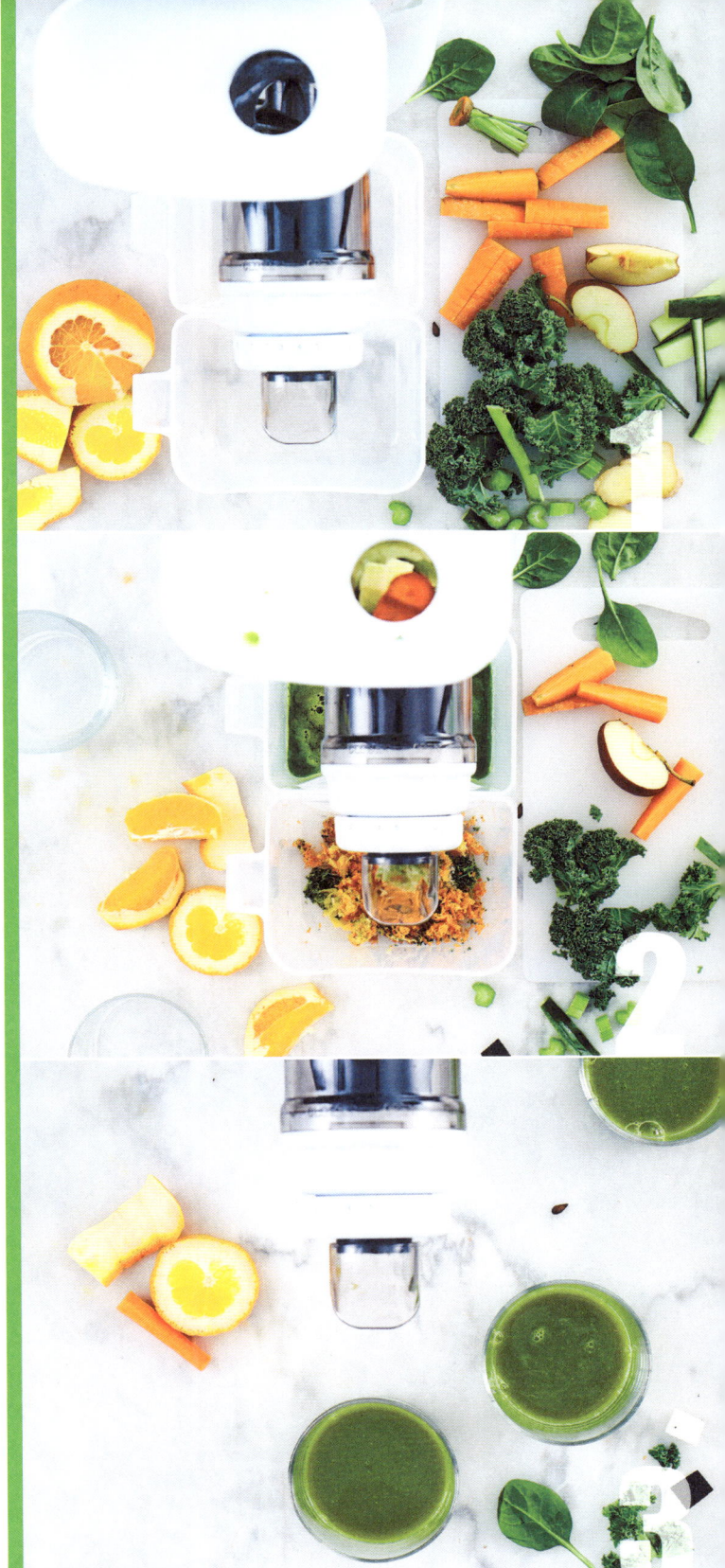

23

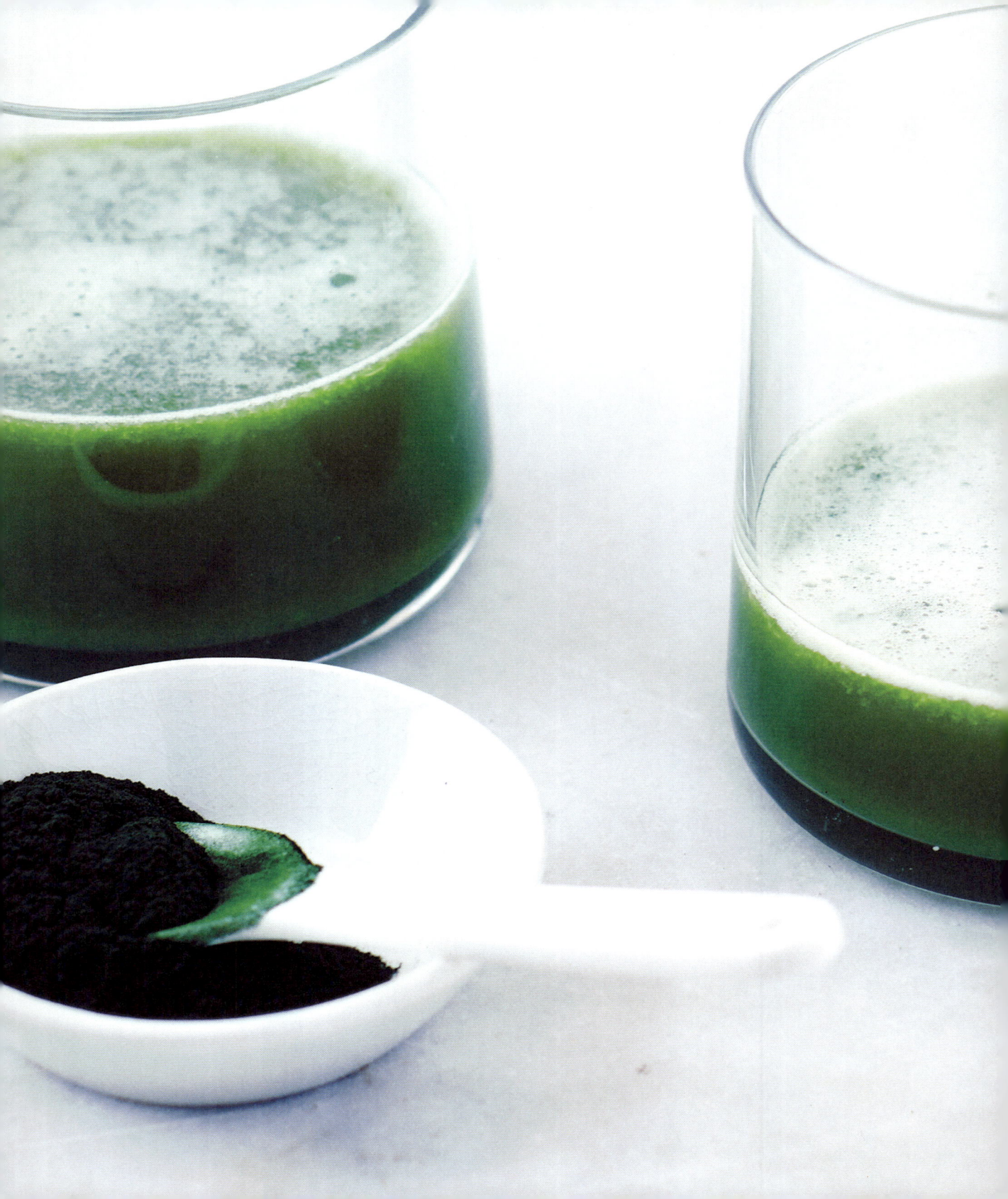

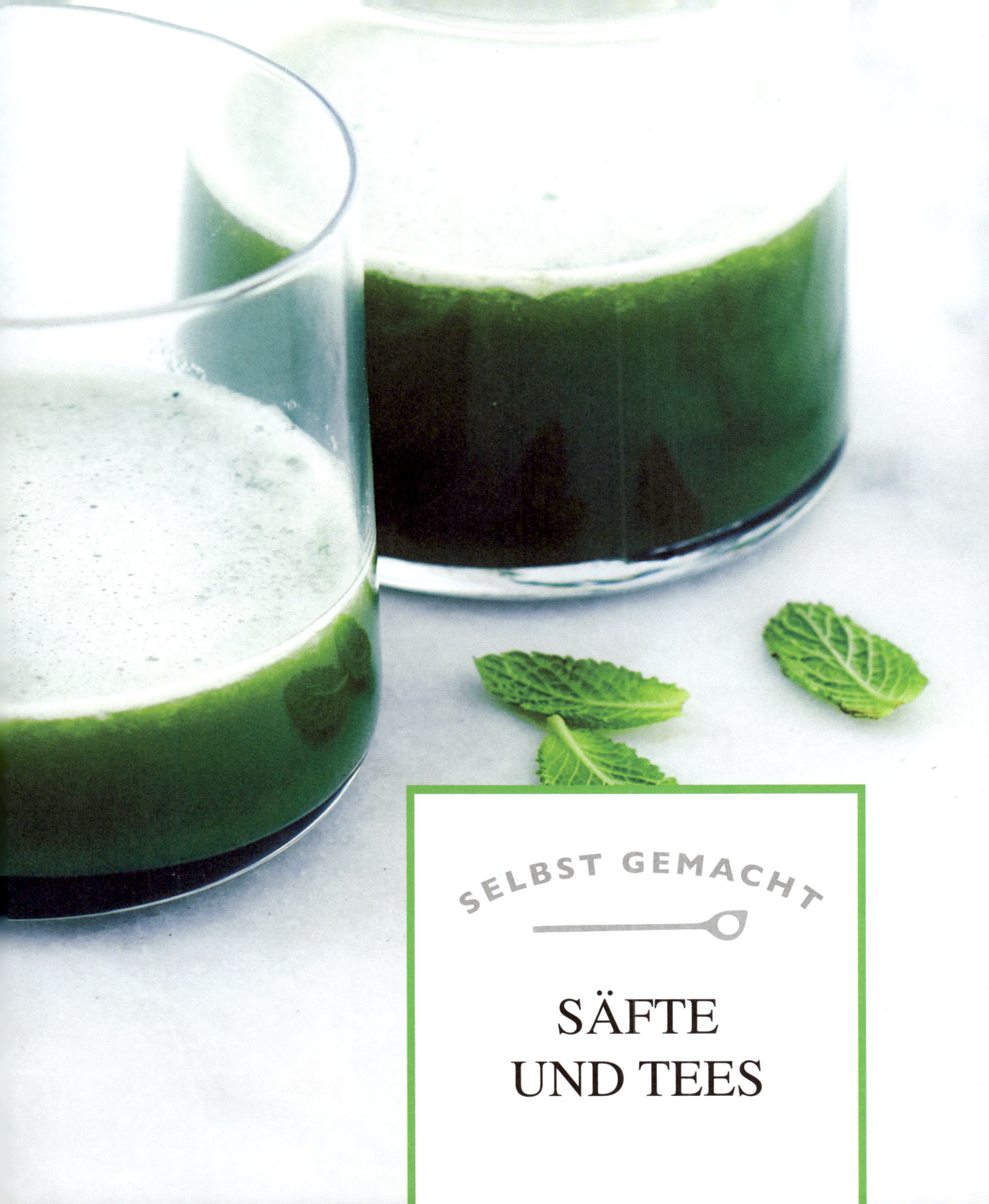

SÄFTE
UND TEES

Ergibt **1** großes Glas
Zubereitungszeit: **5** Minuten
Budget: €

GRÜNER SMOOTHIE

½ Banane • ½ Avocado • 1 Kiwi • Saft von ½ Zitrone • 1 Handvoll Spinat •
2 Blätter Kopfsalat

1. Die Banane, die Avocado und die Kiwi schälen, in Stücke schneiden und zusammen mit dem Zitronensaft in einen Standmixer geben. Spinat und Salatblätter auf das klein geschnittene Obst geben. Mit 3 Eiswürfeln und 300 ml Wasser mixen und sofort servieren.

GESUNDHEITSINFO
Avocados sind reich an ungesättigten Fettsäuren und tragen zu einem gesunden Herz-Kreislauf-System bei. Sie enthalten außerdem Antioxidantien sowie Ballaststoffe, die für eine gute Verdauung sorgen.

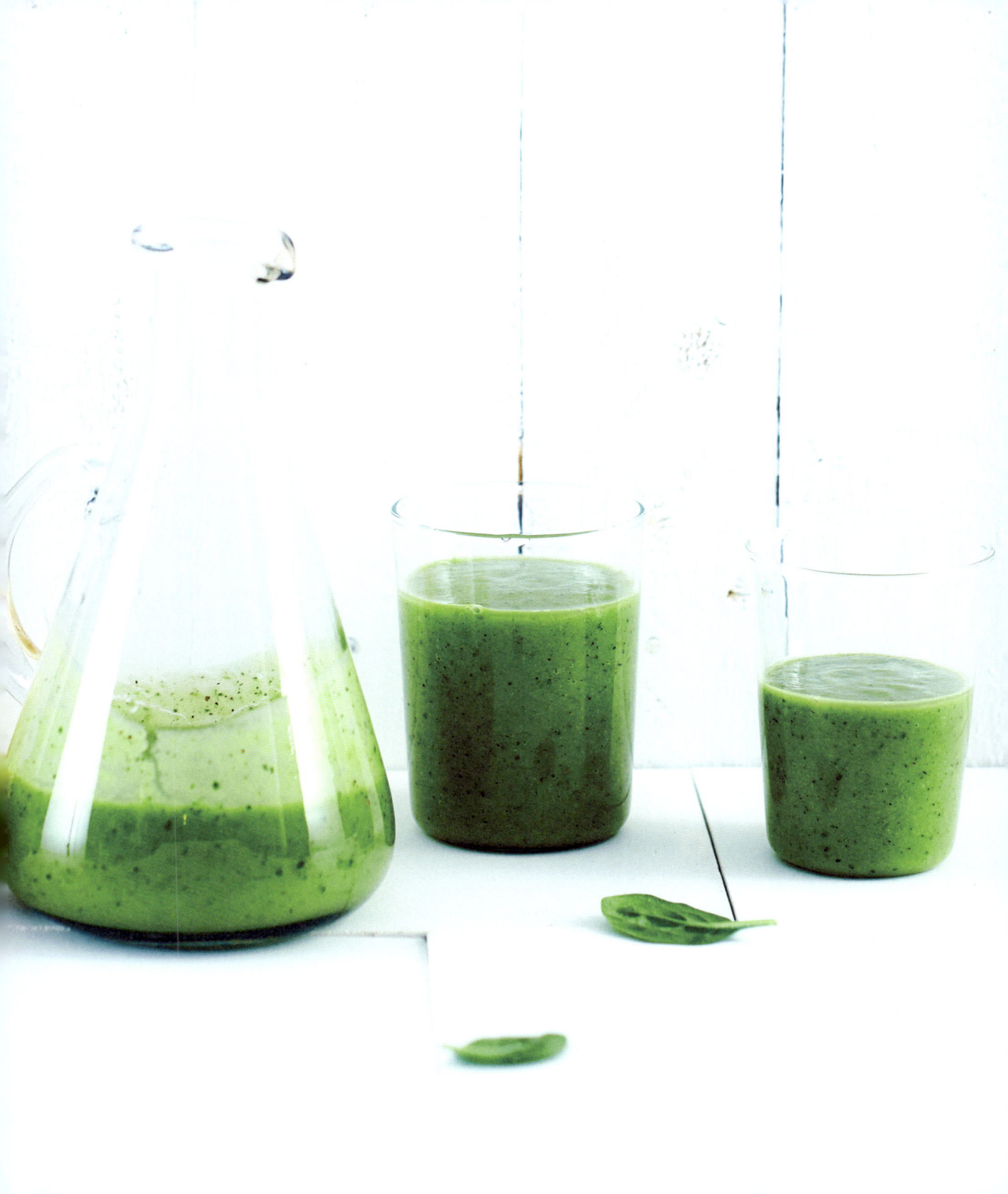

GRÜNER DETOX-SAFT

2 Blätter Grünkohl • 1 Handvoll Feldsalat • 1 Handvoll Brunnenkresse • 2 grüne Äpfel •
Saft von ½ Zitrone

Außerdem:
Entsafter oder Saftzentrifuge (siehe Grundtechniken, Seite 23)

1. Die Grünkohlblätter, den Feldsalat und die Brunnenkresse waschen, abtropfen lassen und gegebenenfalls klein schneiden. Die Äpfel waschen und in kleine Stücke schneiden. Alles nach und nach in den Entsafter (oder die Saftzentrifuge) geben. Den Zitronensaft dazugießen, den Saft durch ein Sieb streichen und sofort servieren.

GESUNDHEITSINFO
Kohl gehört zu den besten Entgiftungsmitteln: Wegen seines hohen Ballaststoffanteils wirkt er leicht abführend, er enthält antioxidativ wirkende Vitamine (Vitamin C, Pro-vitamin A) und Verbindungen, die die Leber beim Ausscheiden von Giften unterstützen.

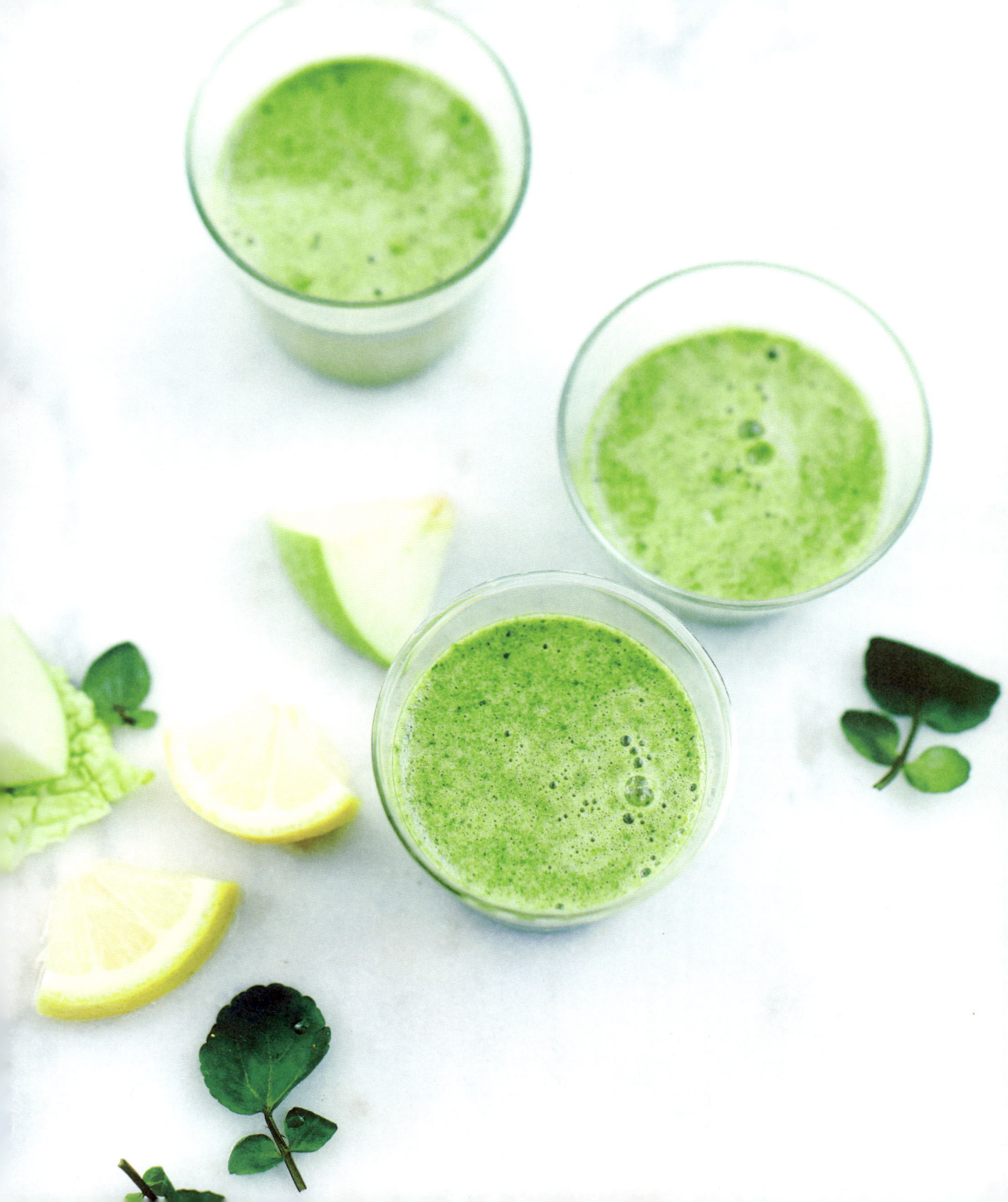

Ergibt **1** großes Glas
Zubereitungszeit: **5** Minuten
Budget: €

GRÜNER SPIRULINA-SAFT

*½ Salatgurke • 2 grüne Äpfel • 2 Stängel Minze • ½ TL Spirulina (Mikroalgenpulver) •
Saft von ½ Limette*

Außerdem:
Entsafter oder Saftzentrifuge (siehe Grundtechniken, Seite 23)

1. Die Gurke und die Äpfel in Stücke schneiden und nach und nach zusammen mit den
Minzeblättern, der Spirulina und dem Limettensaft in den Entsafter (oder die Saftzentrifuge) geben. Den Saft durch ein Sieb streichen und sofort servieren.

GESUNDHEITSINFO
Spirulina ist eine Mikroalge mit einzigartig hohem Nährstoffgehalt: Sie enthält viele
Proteine, Eisen, Vitamine und Antioxidantien, die das Immunsystem stärken und dabei
helfen, den Organismus von Schwermetallen zu befreien, die sich angesammelt haben.

30

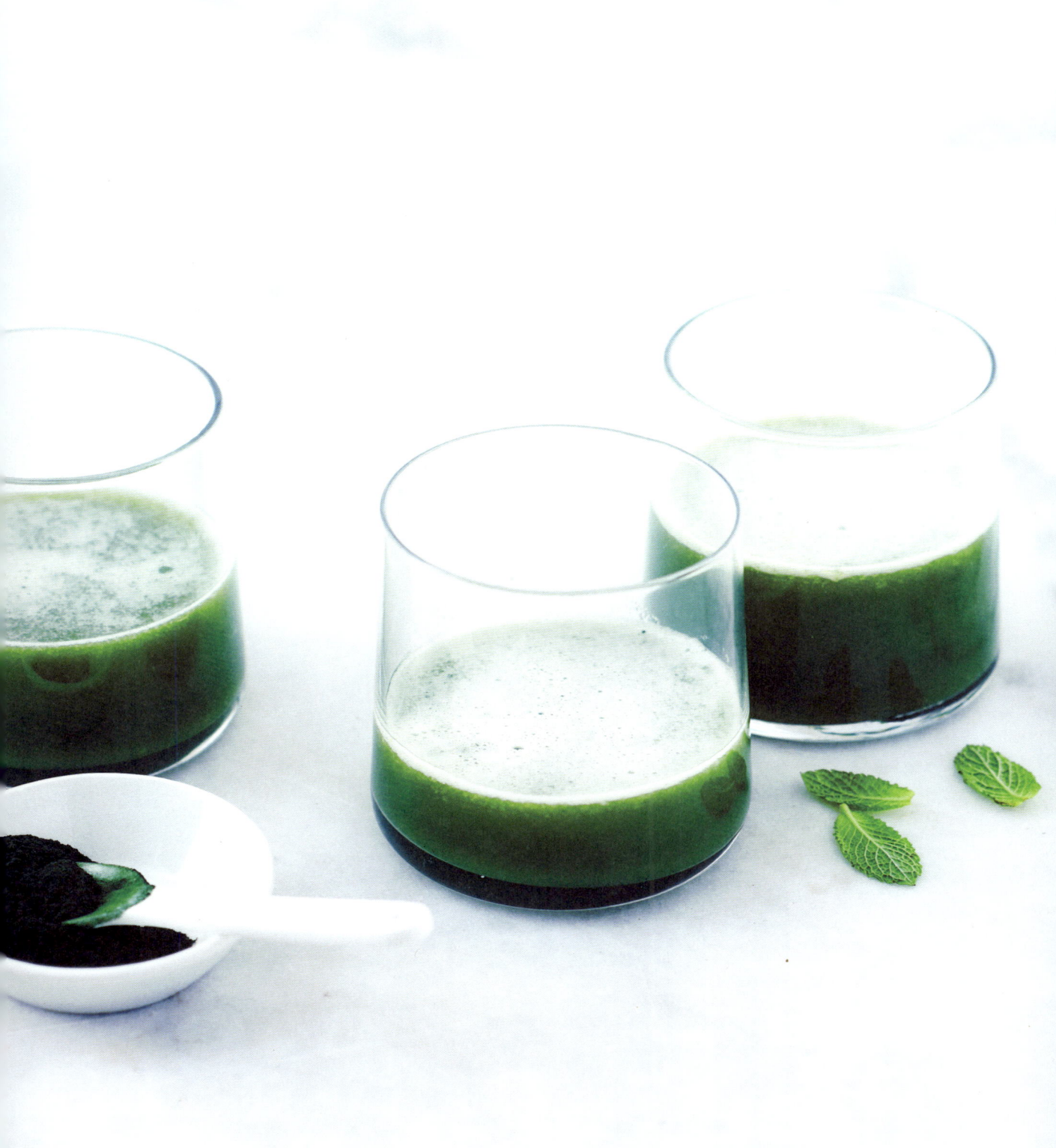

Ergibt **1** großes Glas
Zubereitungszeit: **5** Minuten
Budget: €

HERBSTKUR

2 Blätter Grünkohl • 1 Birne • 1 roter Apfel • ½ Salatgurke • Saft von 1 Zitrone

Außerdem:
Entsafter oder Saftzentrifuge (siehe Grundtechniken, Seite 23) • Sieb

1. Den Grünkohl, die Birne, den Apfel und die Gurke in Stücke schneiden und zusammen mit dem Zitronensaft in den Entsafter (oder die Saftzentrifuge) füllen. Durch ein Sieb streichen und schön kühl servieren.

GESUNDHEITSINFO
Grünkohl ist das perfekte Detox-Gemüse, denn er enthält viele Ballaststoffe und anti-oxidativ wirkende Verbindungen (Vitamin C, Provitamin A), die das Immunsystem stärken und die Augen schützen. Zudem ist er reich an Eisen und Kalzium.

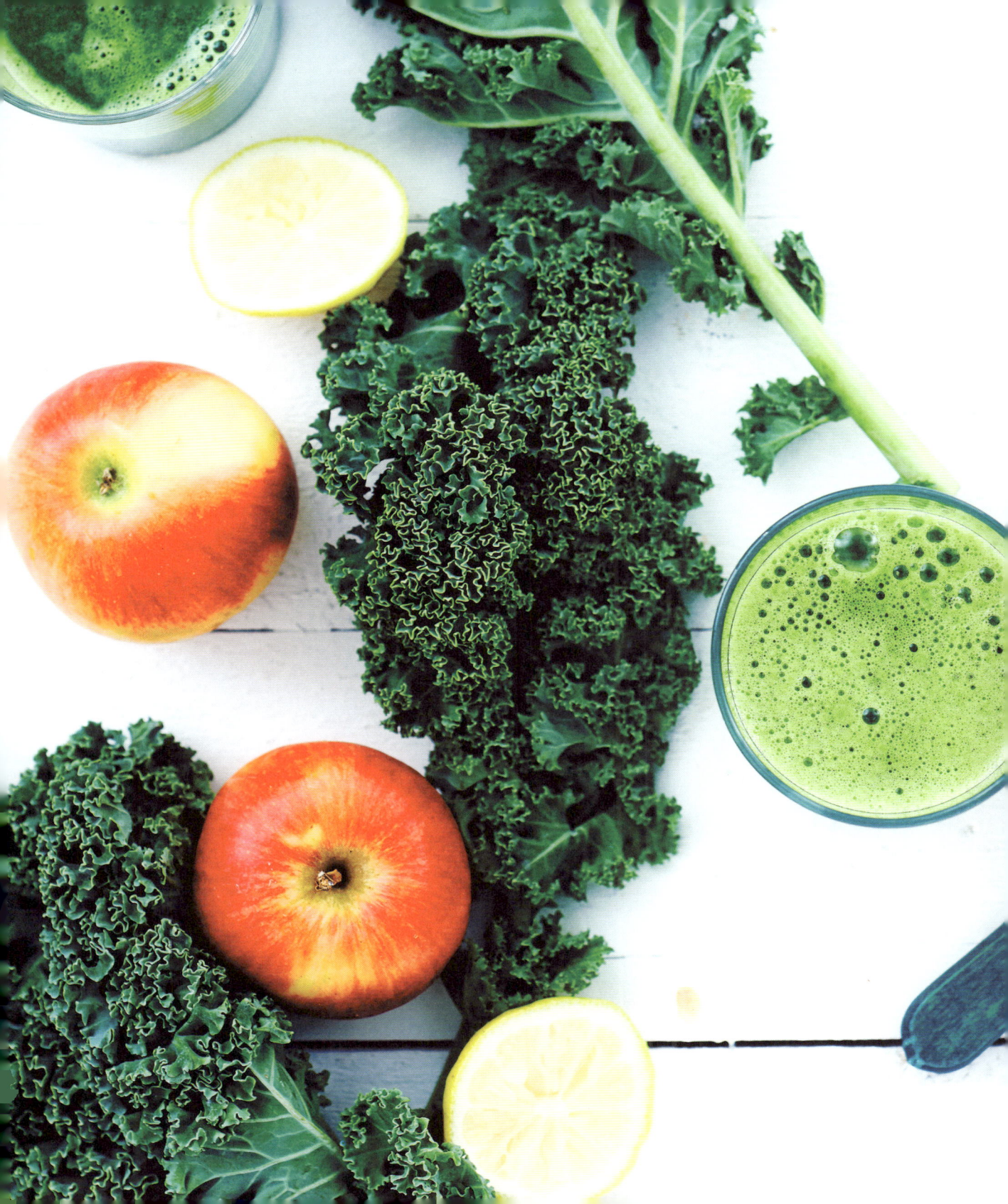

WINTERKUR

¼ Ananas • 1 Blatt Rotkohl • 2 Staudensellerie • ½ Granatapfel • Saft von 1 Limette

Außerdem:
Entsafter oder Saftzentrifuge (siehe Grundtechniken, Seite 23)

1. Alle Zutaten waschen und sorgfältig abtupfen. Die Ananas, das Rotkohlblatt und die Selleriestangen in Stücke schneiden und die Granatapfelkerne aus der Frucht lösen. Alles zusammen mit dem Limettensaft in den Entsafter (oder die Saftzentrifuge) füllen. Den Saft durch ein Sieb streichen und sofort schön kühl servieren.

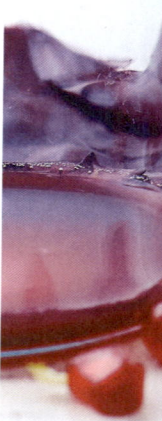

GESUNDHEITSINFO
Der Granatapfel ist dank seines außergewöhnlich hohen Gehalts an Antioxidantien eine wahre Superfrucht, was seine entzündungshemmende, antimikrobielle, antikanzerogene und antioxidative Wirkung angeht.

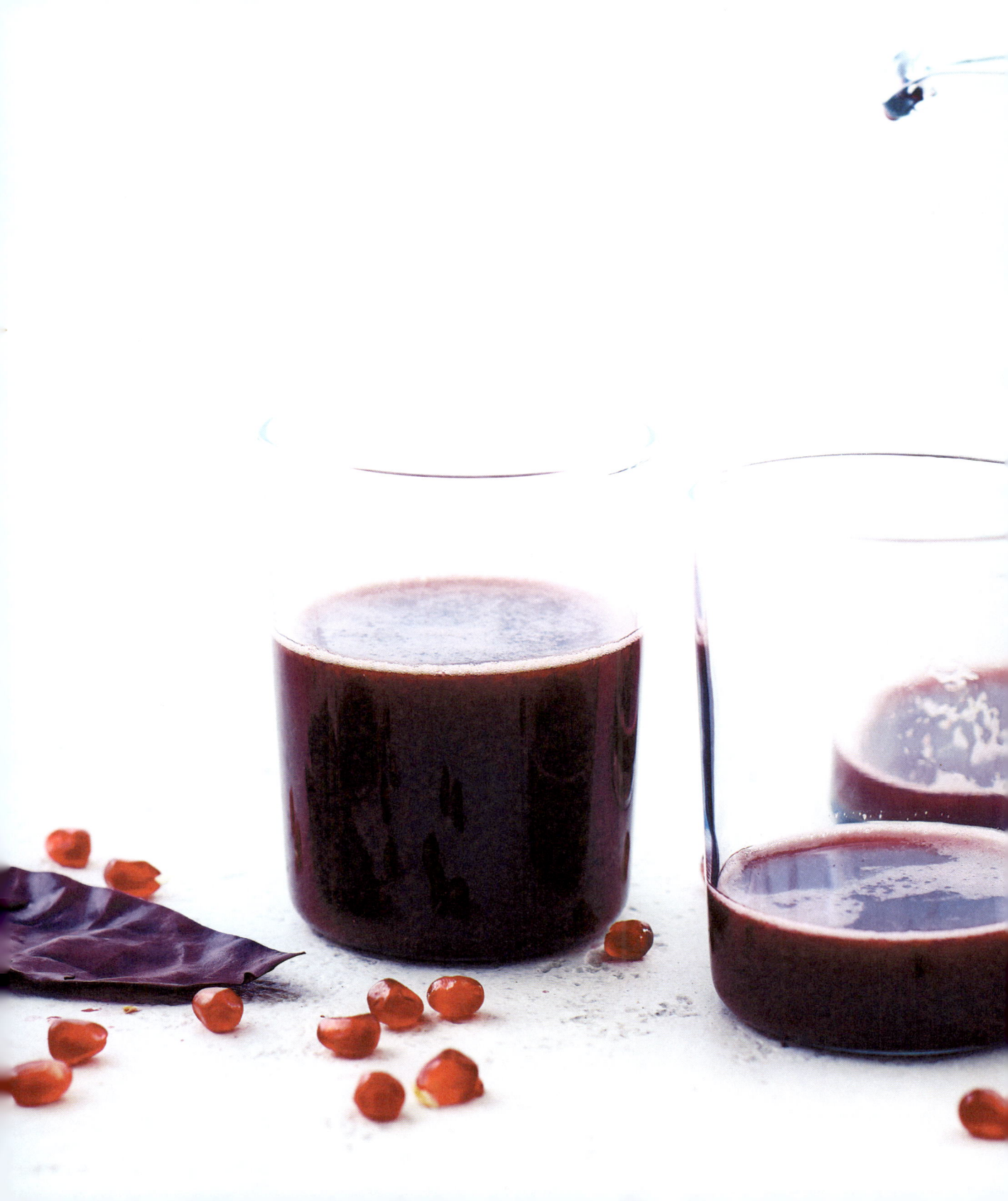

FRÜHLINGSKUR

4 Möhren • 10 Erdbeeren • 1 Grapefruit

Außerdem:
Entsafter oder Saftzentrifuge (siehe Grundtechniken, Seite 23)

1. Die Möhren und die Erdbeeren waschen, putzen und in Stücke schneiden. Die Grapefruit schälen und das Fruchtfleisch in Stücke teilen. Alle Zutaten in den Entsafter (oder die Saftzentrifuge) füllen, anschließend durch ein Sieb streichen und sofort servieren.

GESUNDHEITSINFO
Erdbeeren haben einen geringen Zuckergehalt und somit eine geringe Energiedichte (30 kcal/100 g) im Vergleich zum Durchschnittswert bei Obst. Sie enthalten viele Ballaststoffe, Vitamin C und antioxidative Verbindungen.

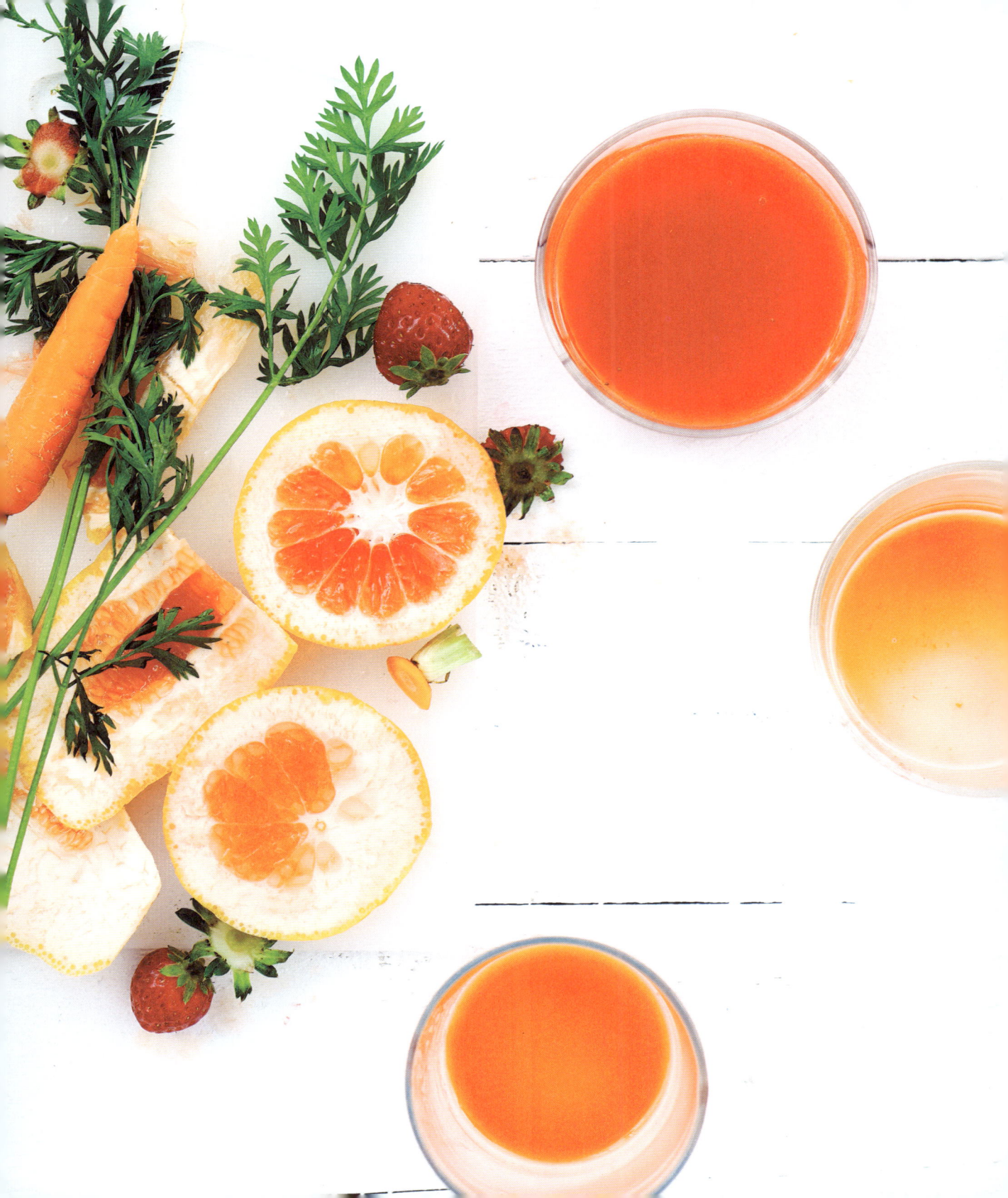

Ergibt **1** großes Glas
Zubereitungszeit: **5** Minuten
Budget: €

SOMMERKUR

150 g gemischte rote Beeren • 200 g Fruchtfleisch von 1 Wassermelone • Saft von 1 Zitrone

Außerdem:
Entsafter oder Saftzentrifuge (siehe Grundtechniken, Seite 23)

1. Die roten Beeren falls nötig ebenso wie das Fruchtfleisch der Wassermelone in Stücke schneiden. Die Früchte zusammen mit dem Zitronensaft in den Entsafter (oder die Saftzentrifuge) füllen, anschließend durch ein Sieb streichen und sofort servieren.

GESUNDHEITSINFO
Wassermelonen haben einen geringen Zuckergehalt (etwa 6 %) und sind wegen ihres hohen Wassergehalts sehr durstlöschend. Sie enthalten außerdem verschiedene antioxidative Verbindungen, die das Herz und die Herzgefäße schützen und entzündungshemmend wirken.

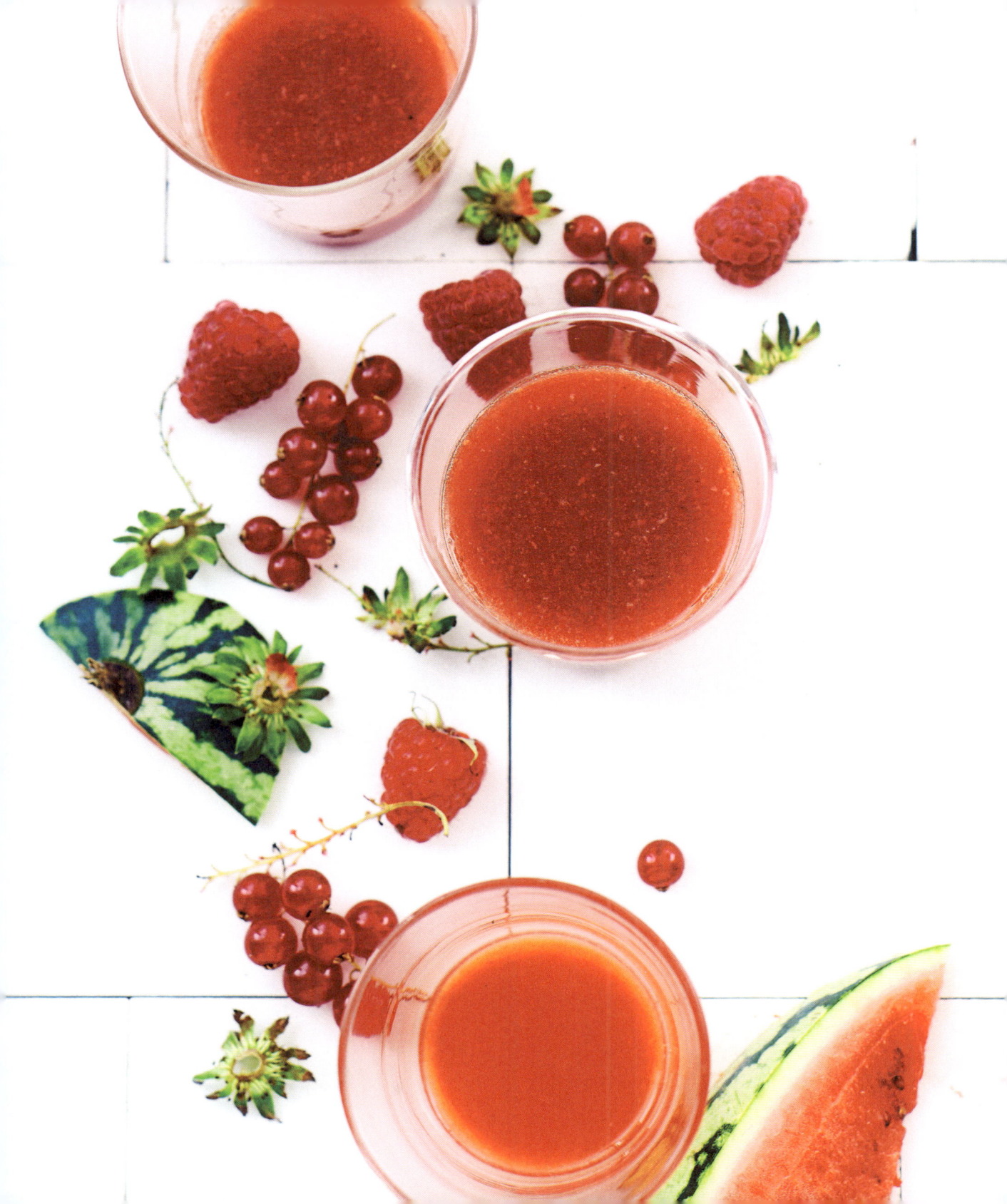

Ergibt **1** großes Glas
Zubereitungszeit: **5** Minuten
Budget: €

VEGGIE-SAFT

3 Möhren • ½ Fenchelknolle • ½ Rote-Bete-Knolle • ⅓ Salatgurke • Saft von ½ Zitrone

Außerdem:
Entsafter oder Saftzentrifuge (siehe Grundtechniken, Seite 23)

1. Das Gemüse, falls gewünscht, schälen, in Stücke schneiden und zusammen mit dem Zitronensaft in den Entsafter (oder die Saftzentrifuge) geben. Durch ein Sieb streichen und servieren.

GESUNDHEITSINFO
Möhren sind reich an Karotin, der Vorstufe von Vitamin A, das der Haut einen leicht bräunlichen Teint verleiht und sie somit auf Sonneneinstrahlung vorbereitet. Zudem enthalten Möhren Ballaststoffe, die die Verdauung regulieren und vor allem bei Durchfall helfen.

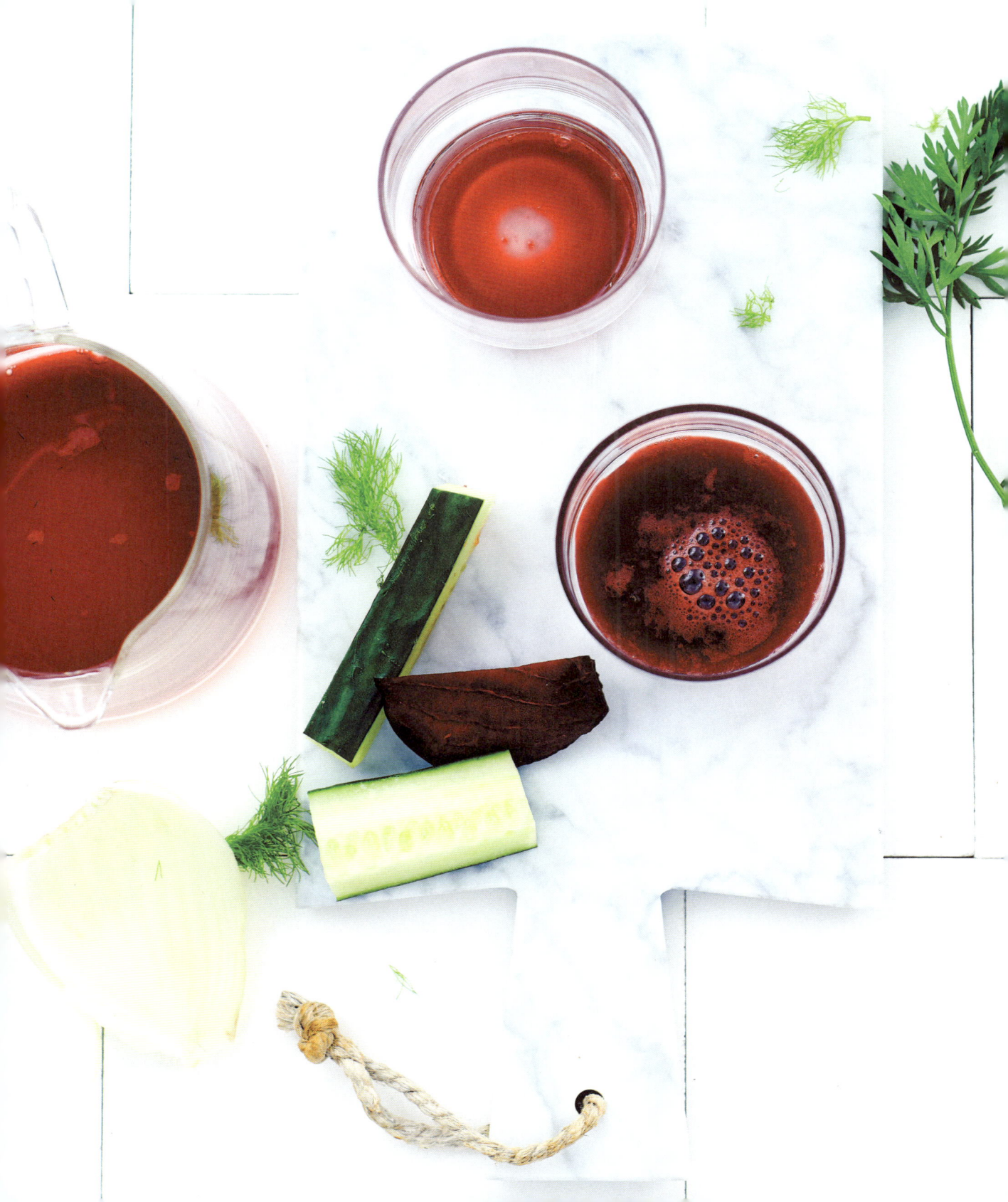

TROPENSHAKE

¼ Ananas • ½ Mango • 3 Passionsfrüchte • 100 ml Kokoswasser • Saft von 1 Limette

1. Die Ananas und die Mango schälen und das Fruchtfleisch in Stücke schneiden. Die Passionsfrüchte halbieren, Kerne und Fruchtfleisch herausschaben und mit den Ananas- und Mangostücken sowie dem Kokoswasser und Limettensaft und in einen Standmixer geben. Zusammen mit 4 Eiswürfeln mixen und sofort servieren.

GESUNDHEITSINFO
Kokoswasser enthält wenig Zucker und hat somit wenig Kalorien. Der hohe Kalium-gehalt macht es zu einem Getränk mit stark harntreibender Wirkung, was die Aus-scheidung von Giften erleichtert. Zudem stillt Kokoswasser gut den Durst.

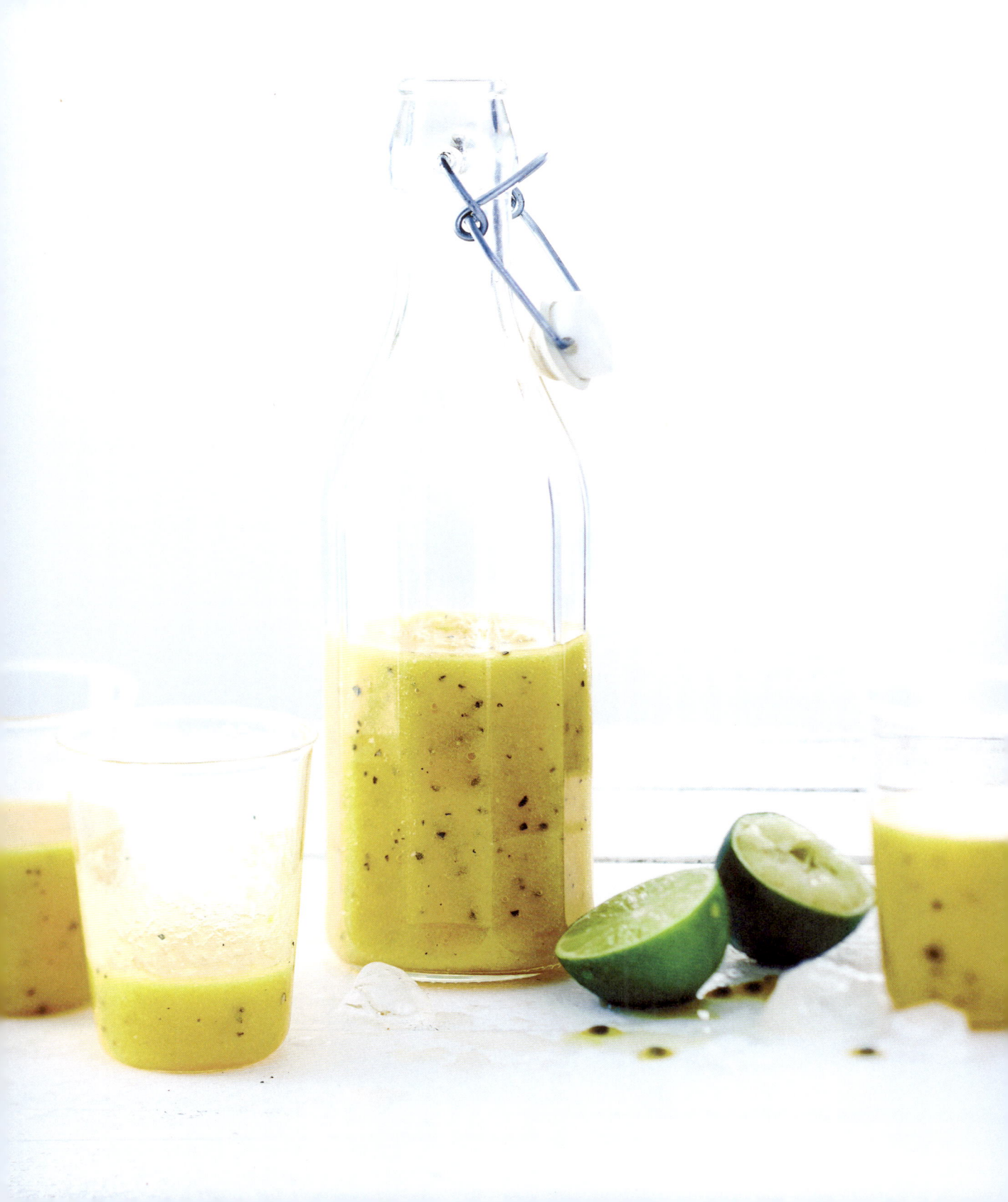

VITAMIN-C-BOMBE

2 Orangen • 1 Zitrone • 1 Kiwi • 5 Erdbeeren • 3 Stängel Petersilie •
1 TL Acai-Beeren-Pulver

1. Orangen und Zitrone auspressen. Den Saft in einen Standmixer gießen. Die Kiwi schälen und in Stücke schneiden. Die Erdbeeren waschen, trocknen und vom Stielansatz befreien, die Petersilie waschen und trocknen. Alles zusammen mit dem Acai-Beeren-Pulver in den Mixer geben. Mit 4 Eiswürfeln mixen und sofort servieren.

GESUNDHEITSINFO
Um einen Saft mit wirklich hohem Vitamin-C-Gehalt zuzubereiten, sollten Sie Ihr Obst so rasch wie möglich nach dem Kauf verarbeiten. Denn Vitamin C ist lichtempfindlich und zersetzt sich während der Lagerung.

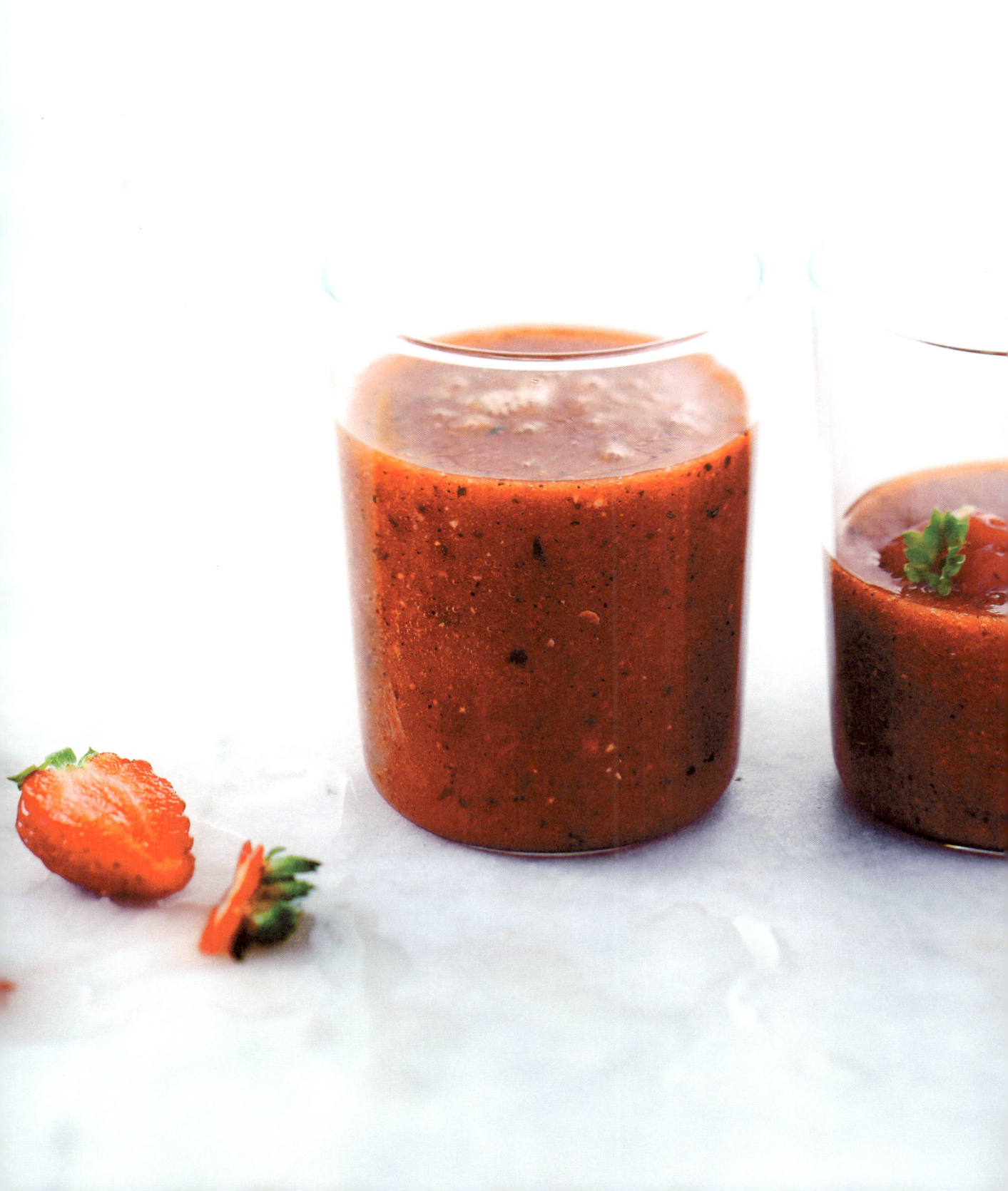

Ergibt **1** großes Glas
Zubereitungszeit: **5** Minuten
Budget: €

COCOON

*3 Aprikosen • 3 Datteln (Sorte Medjool) • 1 Avocado • 1 Prise gemahlener Zimt •
Saft von 1 Zitrone*

1. Die Aprikosen waschen, entsteinen und mit den entsteinten Datteln, dem Avocado-fruchtfleisch, Zimt und Zitronensaft in einen Standmixer geben. Zusammen mit 4 Eis-würfeln und 150 ml Wasser mixen. Sofort servieren.

GESUNDHEITSINFO
Aprikosen enthalten viel Karotin und wirken stark antioxidativ, was zum Schutz von Herz und Kreislauf sowie zu schöner Haut und gesunden Augen beiträgt. Außerdem enthalten Aprikosen Ballaststoffe, die die Verdauung fördern.

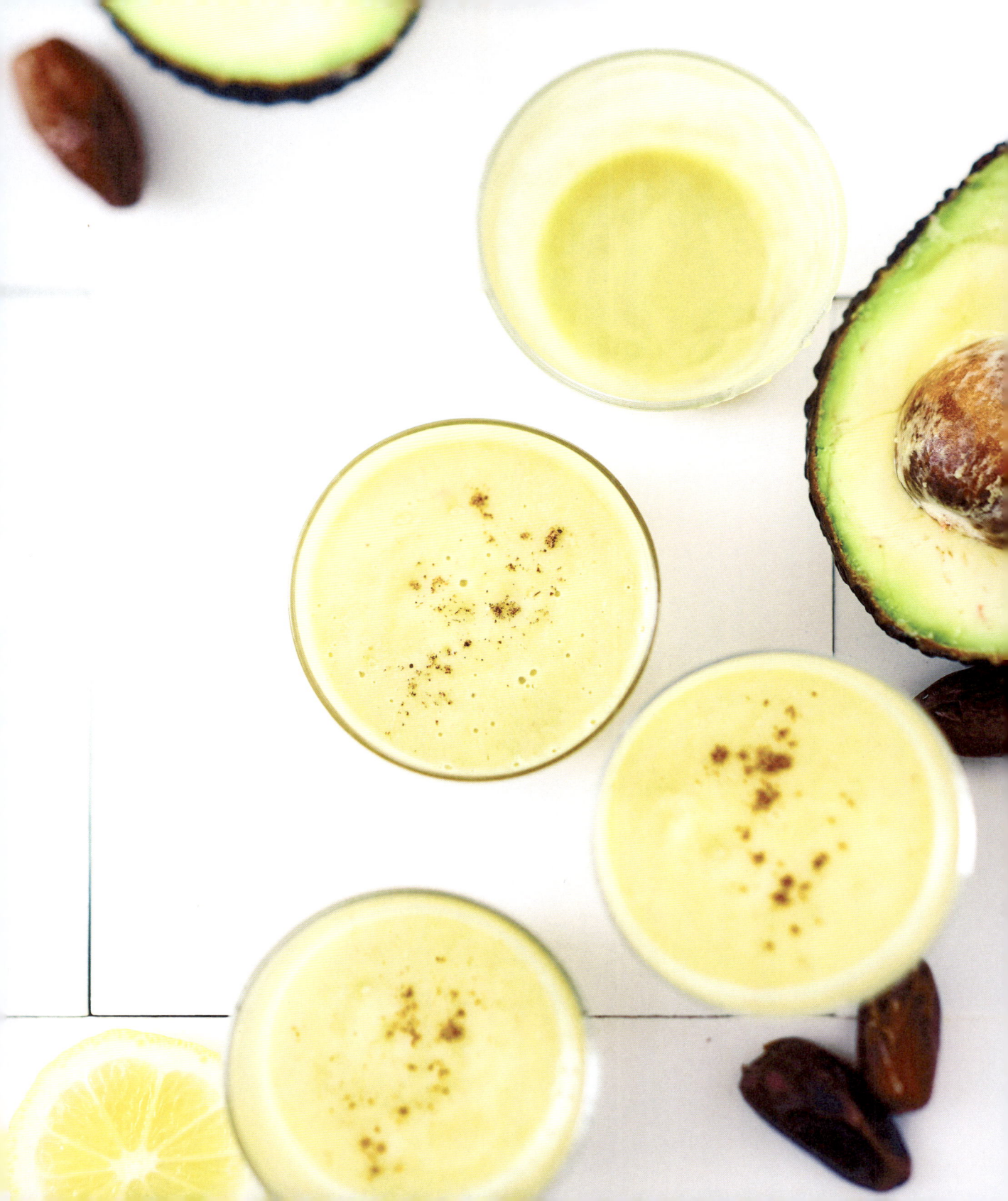

SUPERFRUIT

100 g Heidelbeeren • 100 g Himbeeren • 2 Orangen • 150 ml Cranberrysaft

1. Heidelbeeren und Himbeeren abspülen. Die Orangen auspressen und den Saft mit den Beeren und dem Cranberrysaft in einen Standmixer geben. Alle Zutaten zusammen mit 4 Eiswürfeln mixen. Sofort servieren.

GESUNDHEITSINFO
Beeren wie Heidelbeeren, Himbeeren und Cranberrys sind reich an verdauungsfördernden Ballaststoffen. Sie enthalten außerdem eine große Menge an Antioxidantien.

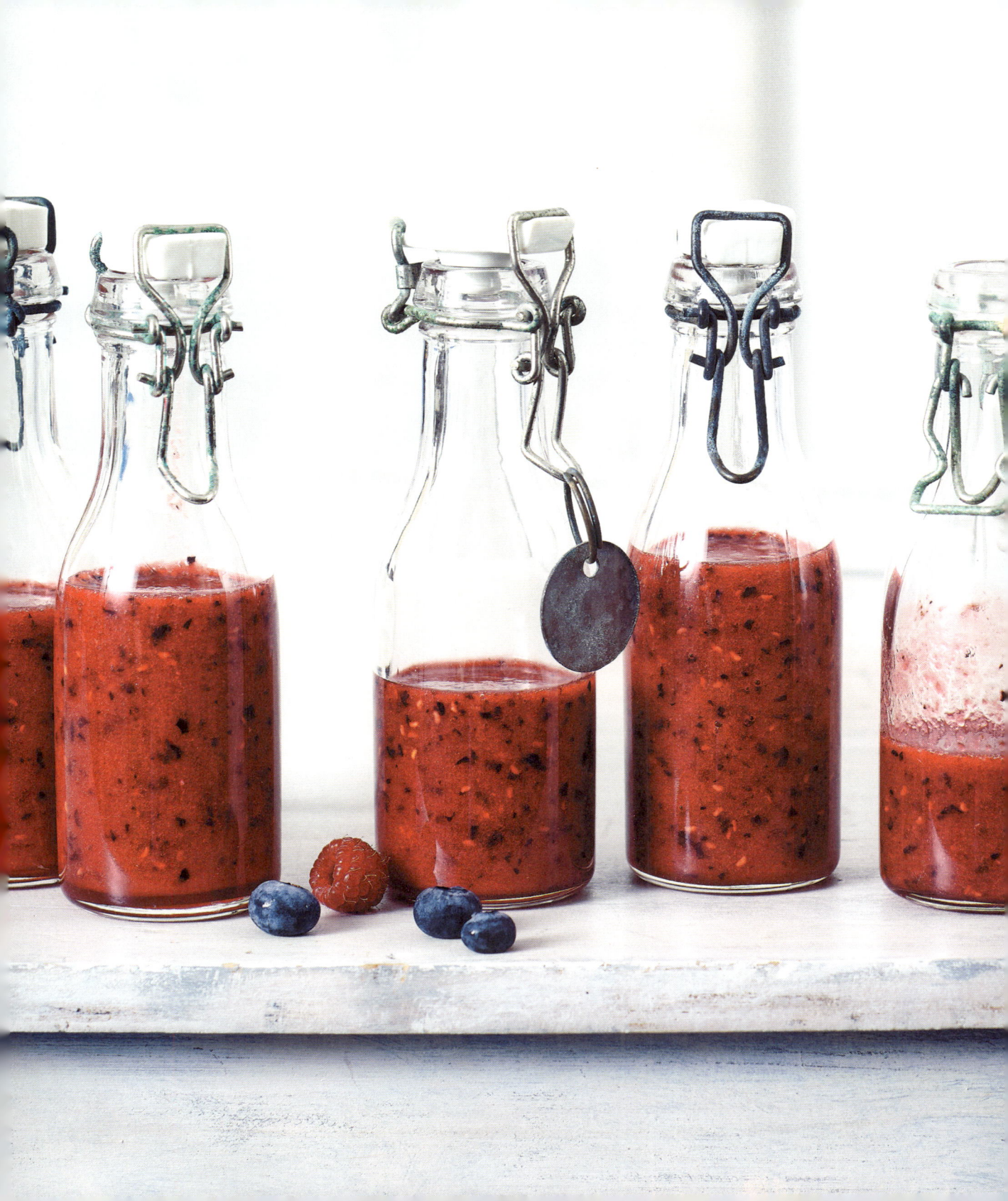

Ergibt **1** großes Glas
Zubereitungszeit: **5** Minuten
Budget: €

GESUND UND SCHÖN

*3 Möhren • 1 Stange Staudensellerie • 3 cm schwarzer Rettich • 40 weiße Trauben •
Saft von ½ Zitrone*

Außerdem:
Entsafter (siehe Grundtechniken, Seite 23)

1. Das Gemüse und die Trauben waschen, in Stücke schneiden und zusammen mit dem Zitronensaft in den Entsafter füllen. Den Saft durch ein Sieb streichen und sofort servieren.

GESUNDHEITSINFO
Weintrauben zählen aufgrund ihres hohen Gehalts an Kalium und Antioxidantien zu den besten Detox-Früchten, denn sie aktivieren die Verdauungsorgane (Leber, Darm, Nieren).

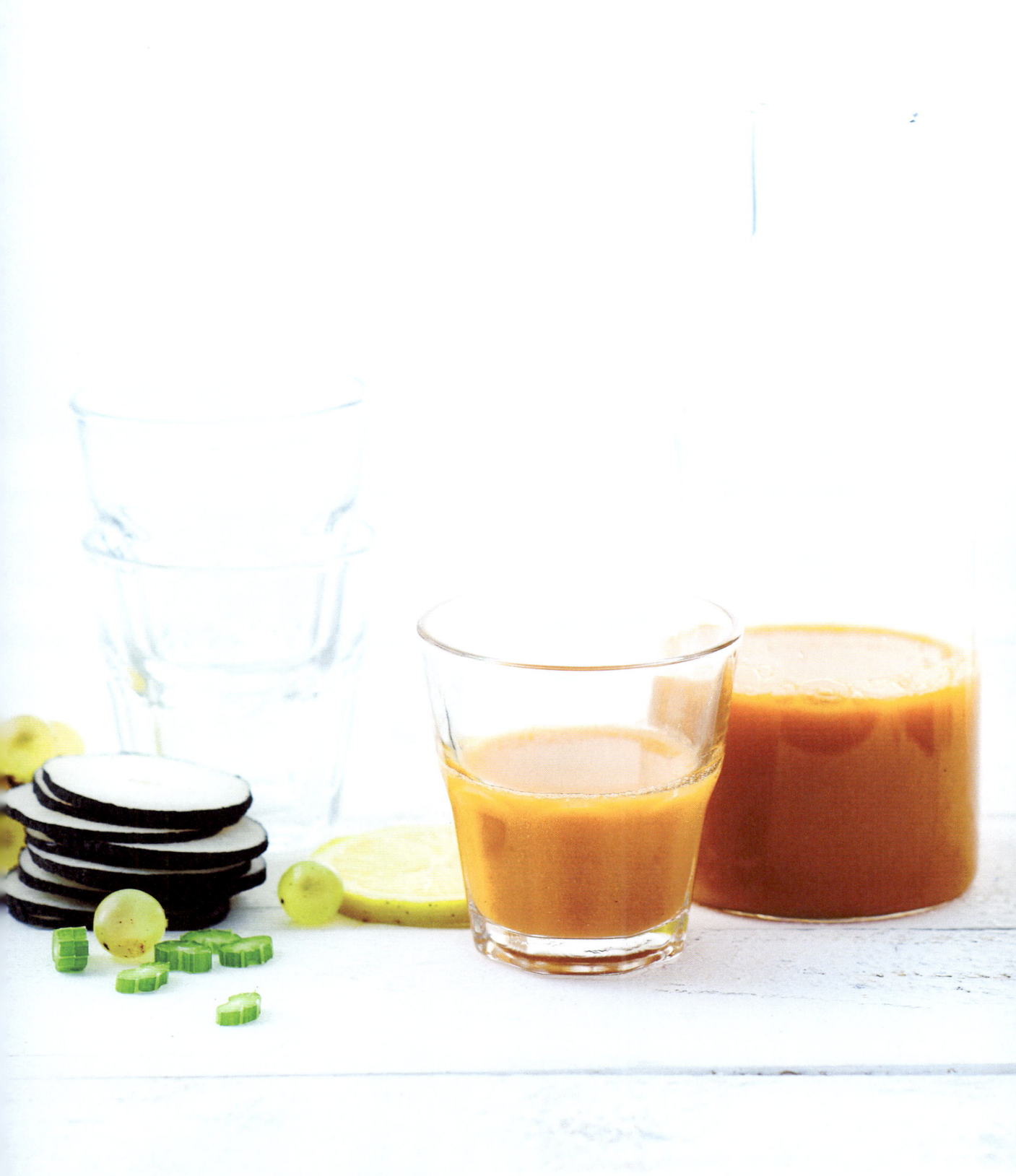

GEWÜRZTEE

*½ TL Anissamen • ½ TL Fenchelsamen • ½ Kardamomkapsel • ½ TL Koriandersamen •
½ TL Süßholzraspel (Lakritz) • 400 ml Mineralwasser oder gefiltertes Wasser*

1. Die Samen im Mörser zerstoßen und mit den Süßholzraspeln in eine Teekanne geben.
Das Wasser auf 70 °C erhitzen und über die Gewürze gießen. Den Tee 4 Minuten
ziehen lassen, durch ein Sieb abseihen und servieren.

GESUNDHEITSINFO

Gewürze spielen eine wichtige Rolle bei einer Detox-Kur. Sie sind verdauungsfördernd
(Anis, Süßholz), wirken harntreibend (Kardamom, Fenchel), beruhigen und beleben
(Süßholz) und entgiften den Organismus (Koriander).

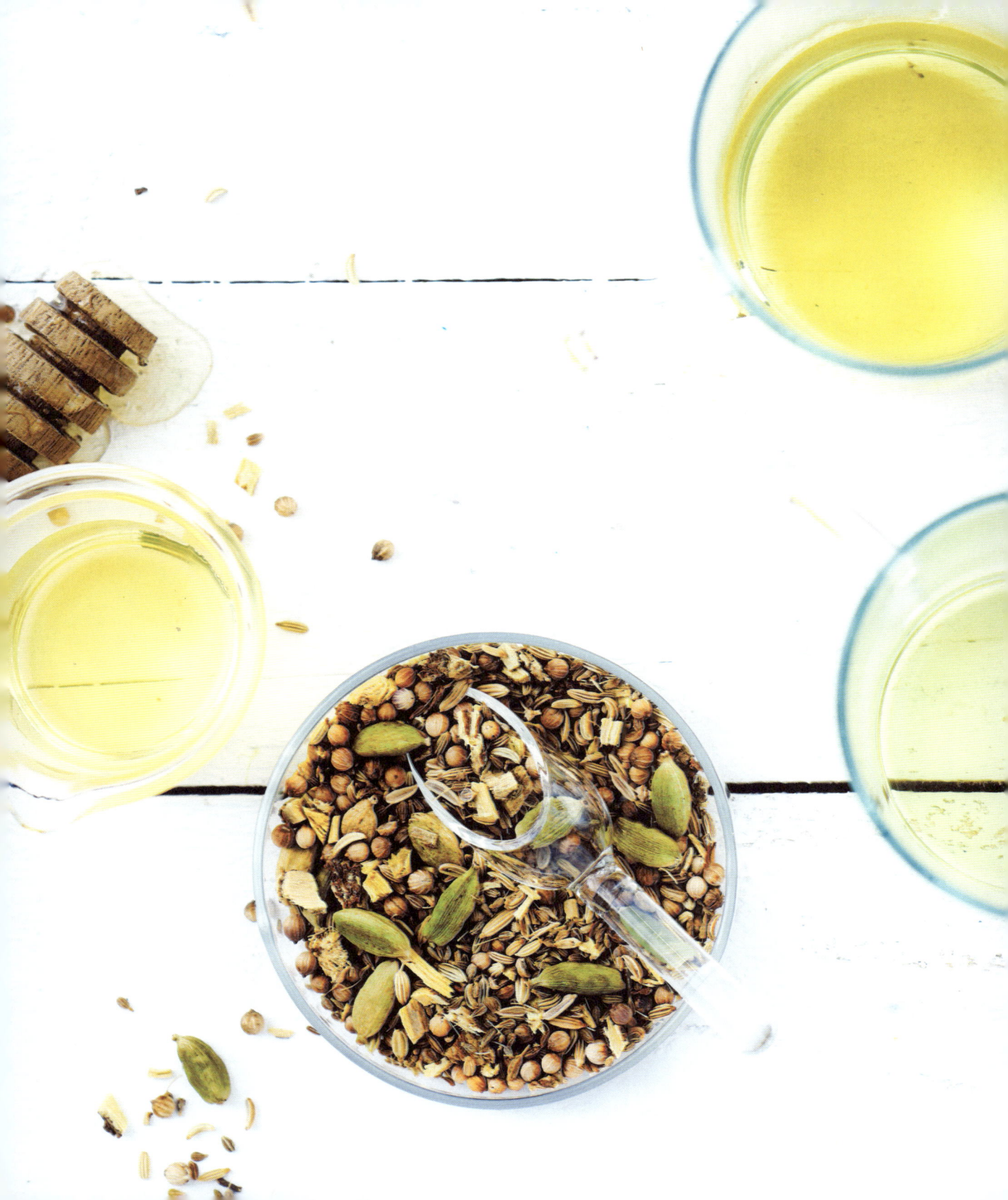

GANZ EINFACH

Ergibt **1** Tasse
Zubereitungszeit: **3** Minuten
Ziehzeit: **5** Minuten
Budget: €

KRÄUTERTEE AUS KLETTE, LÖWENZAHN, KORIANDER UND ZITRONE

2 Stängel Koriandergrün • ½ TL Klettenwurzel • ½ TL Löwenzahnwurzel • ½ TL Malvenblüten (Malva sylvestris) • Saft von ½ Zitrone • 200 ml Mineralwasser oder gefiltertes Wasser

1. Die Korianderstängel waschen und zusammen mit Klettenwurzel, Löwenzahnwurzel, Malvenblüten und Zitronensaft in eine Teekanne geben. Das Wasser auf 70 °C erhitzen und in die Teekanne füllen. Den Tee 5 Minuten ziehen lassen, durch ein Sieb abseihen und servieren.

GUT ZU WISSEN

Wundern Sie sich nicht: Die Malvenblüten verleihen dem Tee eine blaue Färbung.

GESUNDHEITSINFO

Löwenzahn wirkt harntreibend und blutreinigend, Klettenwurzel entzündungshemmend und antioxidativ. Malve hat ebenfalls einen entzündungshemmenden Effekt und verbessert aufgrund einer leicht abführenden Wirkung die Verdauung.

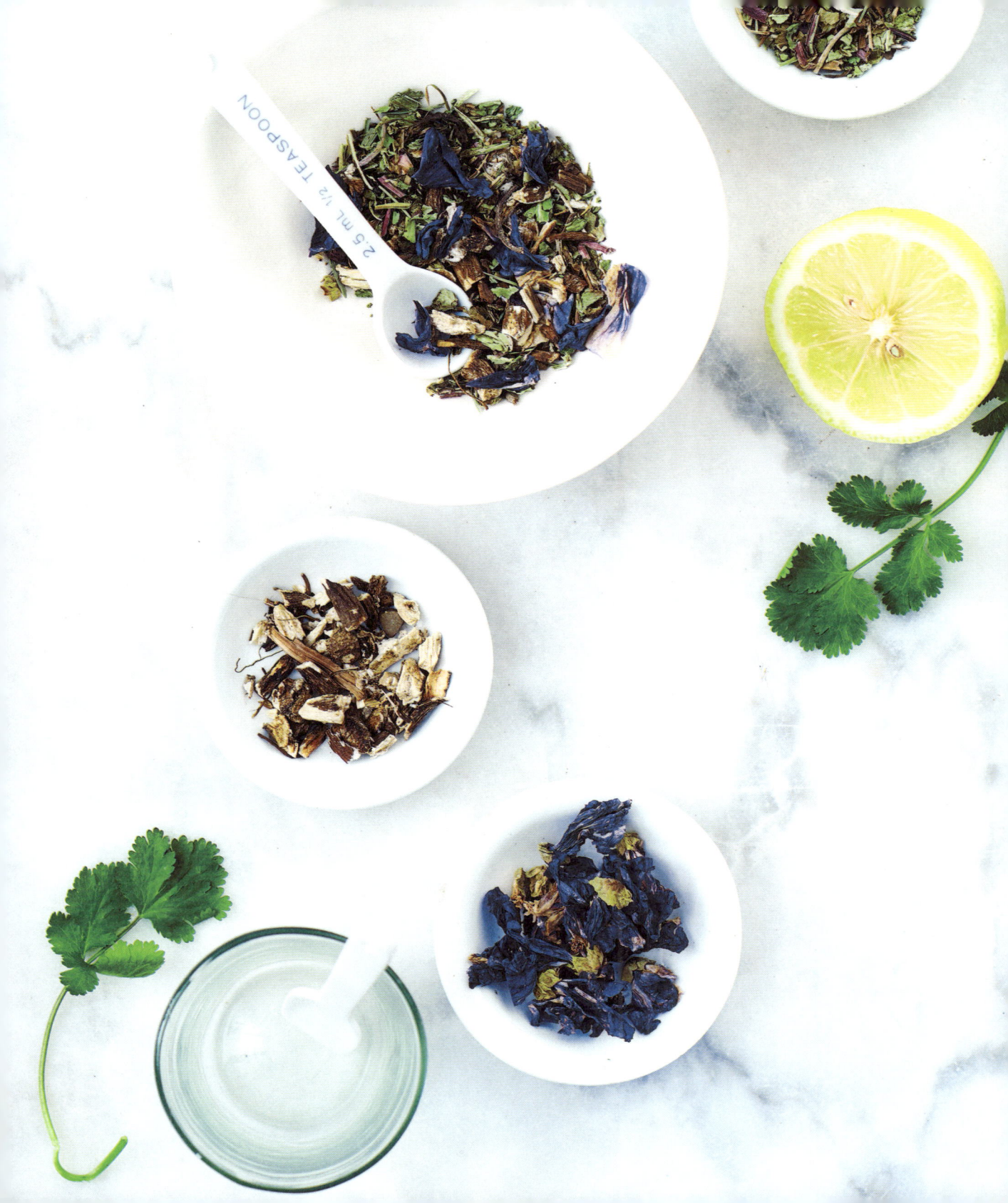

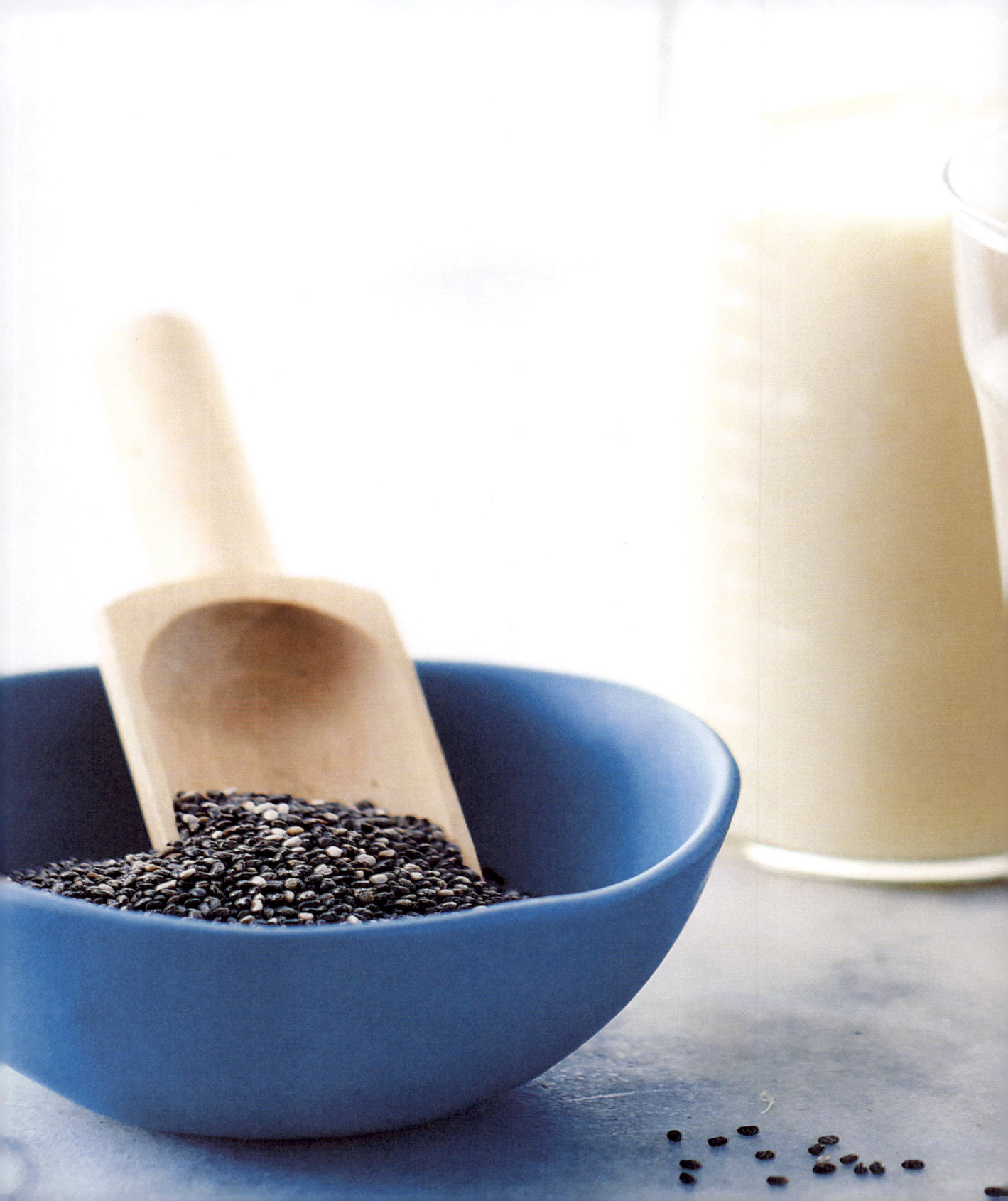

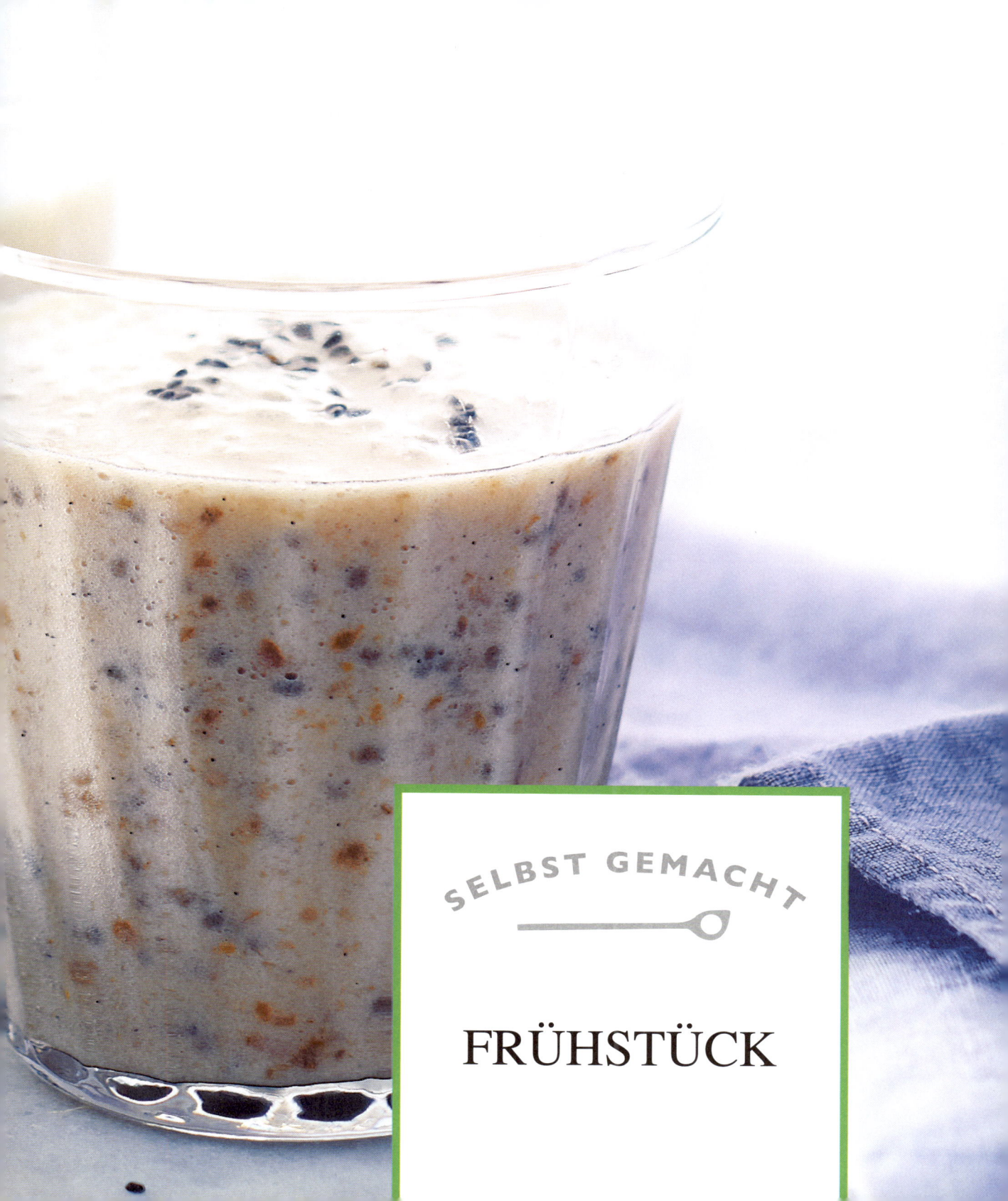

FRÜHSTÜCK

Für **1** Person
Zubereitungszeit: **5** Minuten
Garzeit: **5** Minuten
Ruhezeit: **5** Minuten
Budget: €€

CREMIGE HAFERFLOCKEN MIT HEIDELBEEREN UND HASELNÜSSEN

1 Stück Ingwer (½ cm) • 30 g Haferflocken • 120 ml Haselnussmilch • 4 Haselnusskerne • 1 TL Ahornsirup • 50 g Heidelbeeren

1. Den Ingwer schälen und reiben. Die Haferflocken und den geriebenen Ingwer mit der Haselnussmilch in einen Topf geben und 5 Minuten ziehen lassen. Die Haselnüsse grob hacken.

2. Die Mischung aufkochen und umrühren, bis sie eine cremige Konsistenz hat. Dann den Ahornsirup zugeben und untermischen. Mit den Heidelbeeren und den Haselnussstücken servieren.

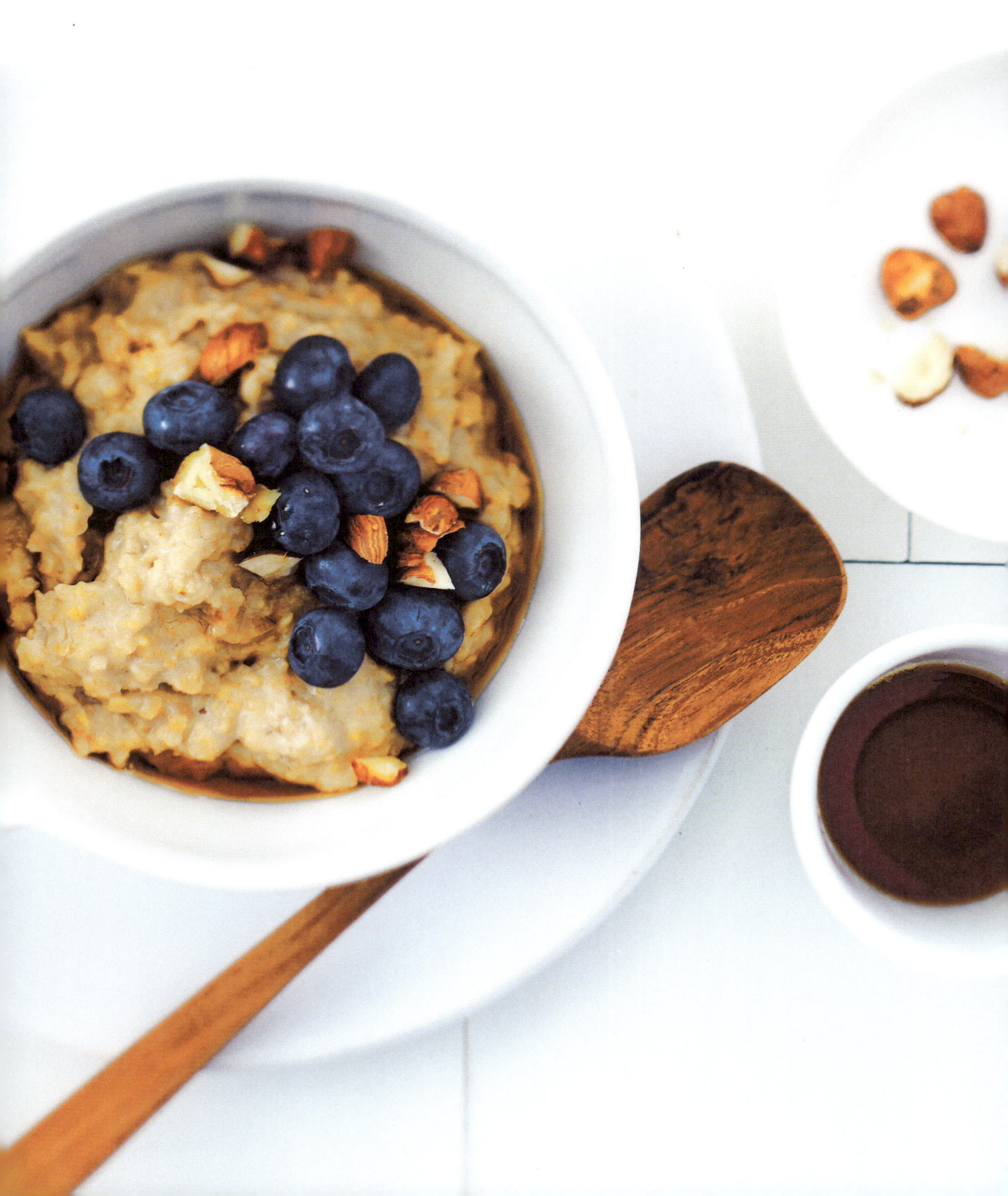

GEKOCHTER APFEL MIT TONKABOHNE, GERÖSTETEN MANDELN UND HASELNÜSSEN

1 EL Haselnusskerne • 1 EL gehobelte Mandeln • 1 Bio-Apfel (Sorte Goldparmäne oder Boskop) •
¼ Tonkabohne

1. Die Haselnüsse grob zerkleinern. Zusammen mit den gehobelten Mandeln ohne Fett-zugabe in eine Pfanne geben und einige Minuten bei schwacher Hitze rösten, bis sie Farbe annehmen und zu duften beginnen.

2. Den Apfel waschen, in gleich große Stücke teilen, die Tonkabohne darüberreiben und im Dampfgarer oder in einem Topf mit etwas Wasser im Dämpfeinsatz 5 Minuten garen.

3. Die Apfelstücke mit den gerösteten Mandeln und Haselnüssen servieren.

GESUNDHEITSINFO
In geringer Dosis verwendet, hat die Tonkabohne eine entwässernde und belebende Wirkung auf den Organismus. Beim Verzehr zu großer Mengen wirkt sie allerdings toxisch. Verwenden Sie sie also sehr sparsam (höchstens ¼ Bohne pro Person).

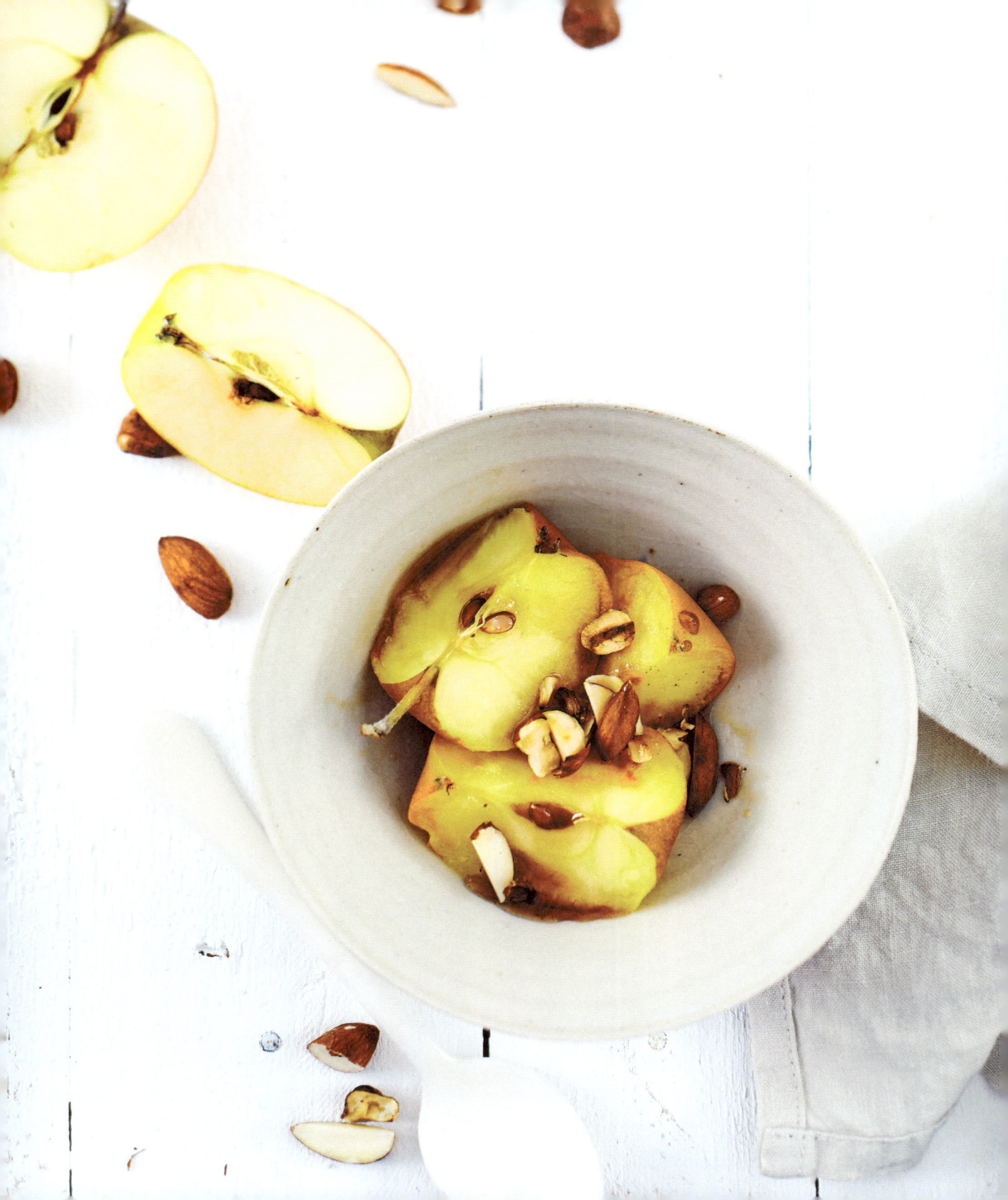

Ergibt ungefähr **350** g Granola
Zubereitungszeit: **5** Minuten
Backzeit: **30** Minuten
Budget: €€

GLUTENFREIES KERNIGES KNUSPERMÜSLI MIT PHYSALIS

*100 g Buchweizenflocken • 30 g gepuffte Quinoa • 20 g Reisflocken • 30 g gepuffter Reis •
35 g Kürbiskerne • 35 g Sonnenblumenkerne • 1 Prise gemahlener Zimt • 60 ml Ahornsirup •
60 ml Apfelsaft • 40 ml Sonnenblumenöl oder Kokosöl • 1 Prise Salz • 50 g getrocknete Physalis*

1. Den Ofen auf 160 °C vorheizen.

2. Buchweizenflocken, Quinoa, Reisflocken, gepufften Reis, Kürbis- und Sonnenblumenkerne in einer Schüssel mit dem Zimt mischen. Ahornsirup, Apfelsaft, Öl und
Salz dazugeben und kräftig durchrühren. Die Mischung auf einem mit Backpapier ausgelegten Backblech verteilen und im Ofen in 30 Minuten goldbraun backen. Das Müsli
nach der Hälfte der Backzeit auf dem Blech mischen, damit es gleichmäßig röstet. Voll-
ständig abkühlen lassen.

3. Das abgekühlte Müsli mit den getrockneten Physalis mischen und in eine luftdicht ver-
schließbare Dose oder ein Schraubglas füllen. Für Ihre Detox-Kur bereiten Sie es mit
pflanzlicher Milch, z. B. Soja-, Mandel-, Hafer- oder Nussmilch, zu.

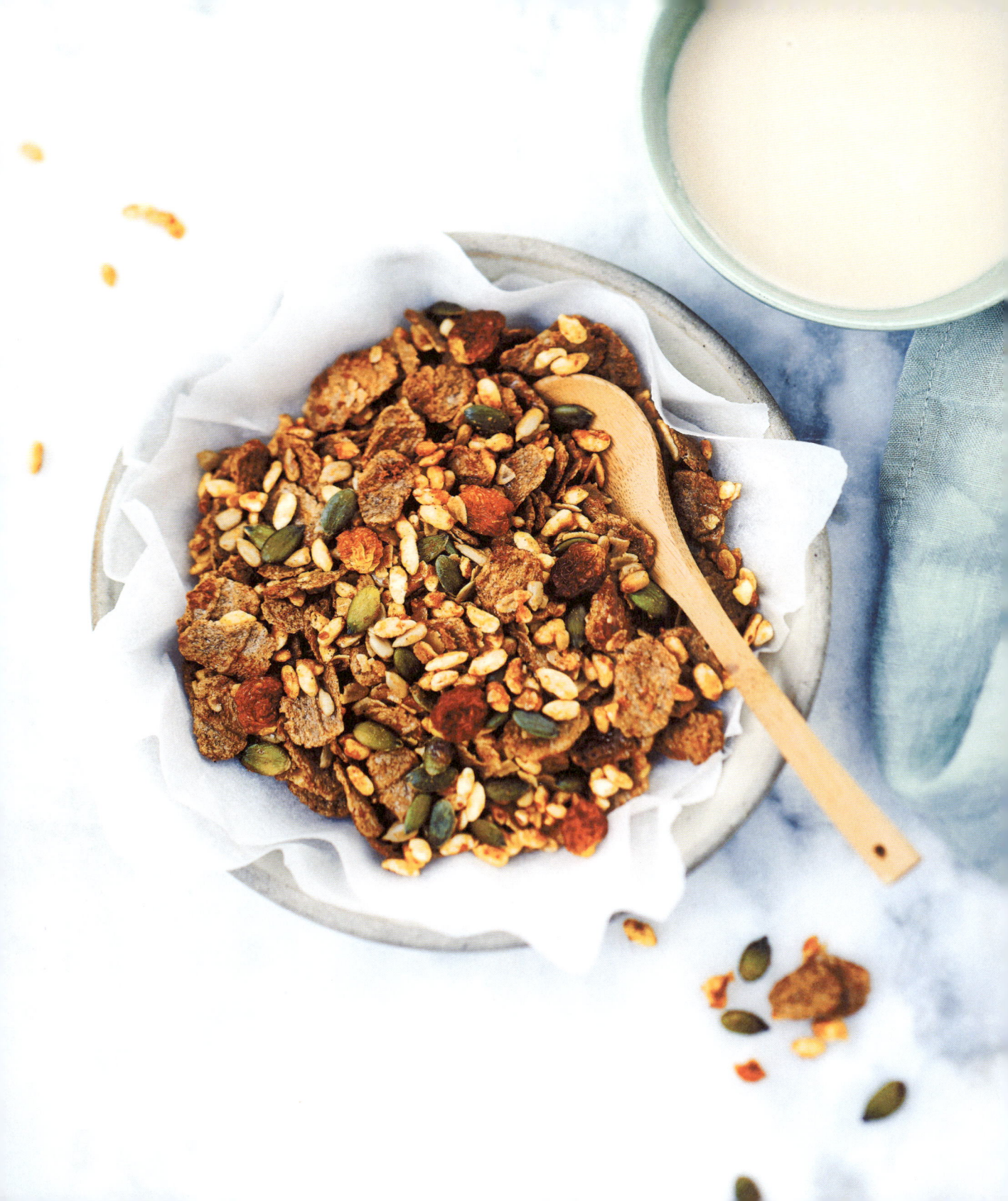

Für **1** Person
Zubereitungszeit: **5** Minuten
Budget: €

SOJAJOGHURT MIT HIMBEEREN, HONIG, BLÜTENPOLLEN UND KÜRBISKERNEN

50 g Himbeeren • 100 g Sojajoghurt • 1 TL Honig • 1 TL Kürbiskerne • 1 TL Blütenpollen

1. Die Himbeeren kurz abspülen.

2. Den Joghurt mit dem Honig mischen und mit den Himbeeren garnieren. Mit Kürbiskernen und Pollen bestreut servieren.

GESUNDHEITSINFO
Honig ist ein natürliches Süßungsmittel, dessen Süßkraft höher ist als die von herkömmlichem Zucker, sodass man die in Rezepten angegebenen Mengen reduzieren kann, wenn man Honig anstelle von Zucker verwendet. Honig ist antibakteriell und hat zudem dank der darin enthaltenen Antioxidantien auch eine blutreinigende Wirkung.

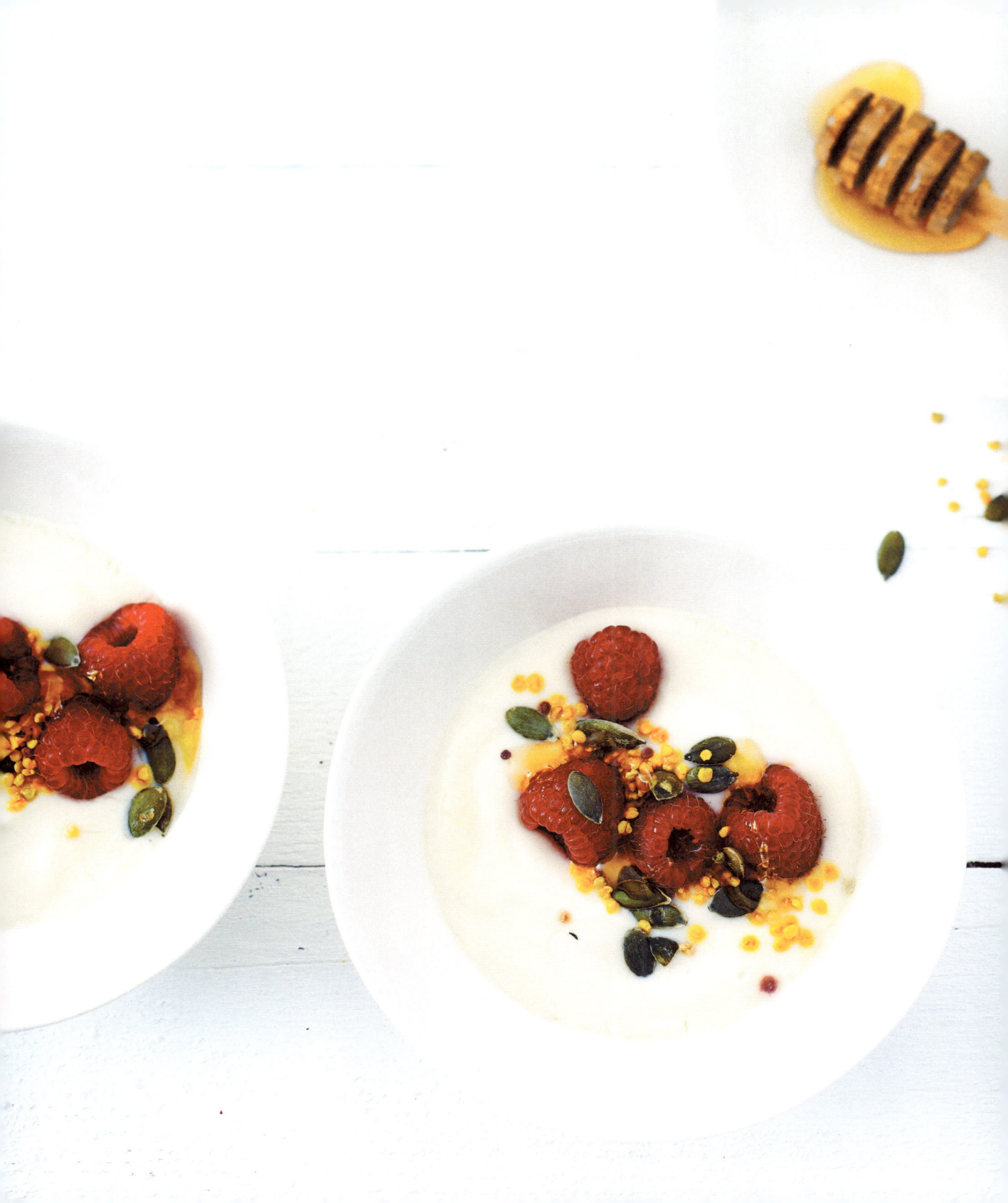

Ergibt **1** großes Glas
Zubereitungszeit: **5** Minuten
Budget: €€

POWER-SMOOTHIE

3 Datteln • ¼ Vanilleschote • 1 Banane • 180 ml Sojamilch • 1 TL Chiasamen

1. Die Datteln in einer Schale mit heißem Wasser einweichen. Die Vanilleschote der Länge nach aufschlitzen und das Mark mit einem spitzen Messer herauskratzen. Die Banane schälen, in Stücke schneiden und in einen Standmixer geben. Die Sojamilch mit den entsteinten Datteln, die Chiasamen und das Vanillemark dazugeben und alles glatt mixen. Rasch genießen.

GESUNDHEITSINFO
Bananen und Datteln liefern Kohlenhydrate, die der Körper schnell aufnimmt, sowie eine große Portion Kalium. Dieser Smoothie eignet sich perfekt, um die Muskeln vor – oder direkt nach – einer körperlichen Anstrengung ordentlich mit Energie zu versorgen.

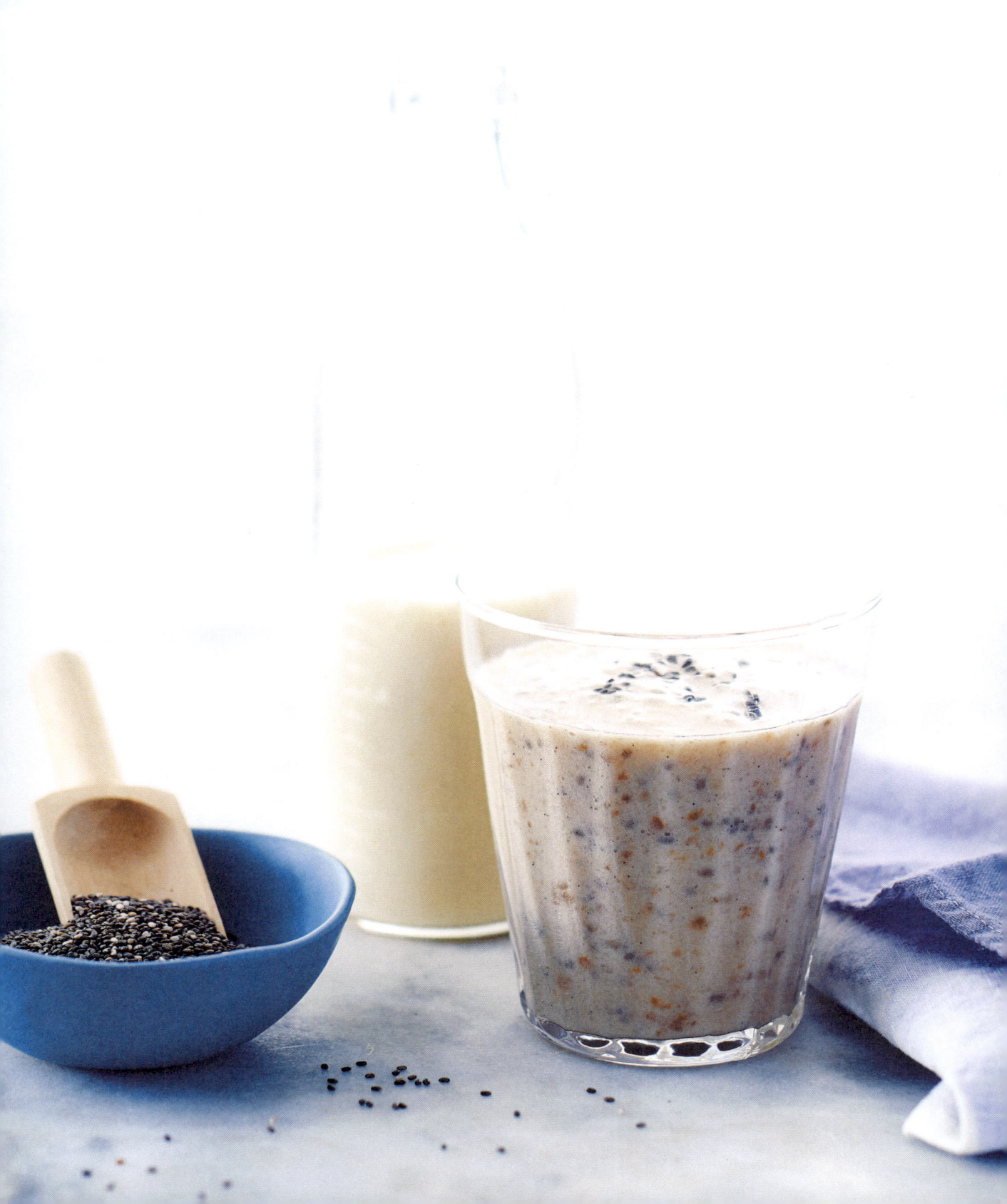

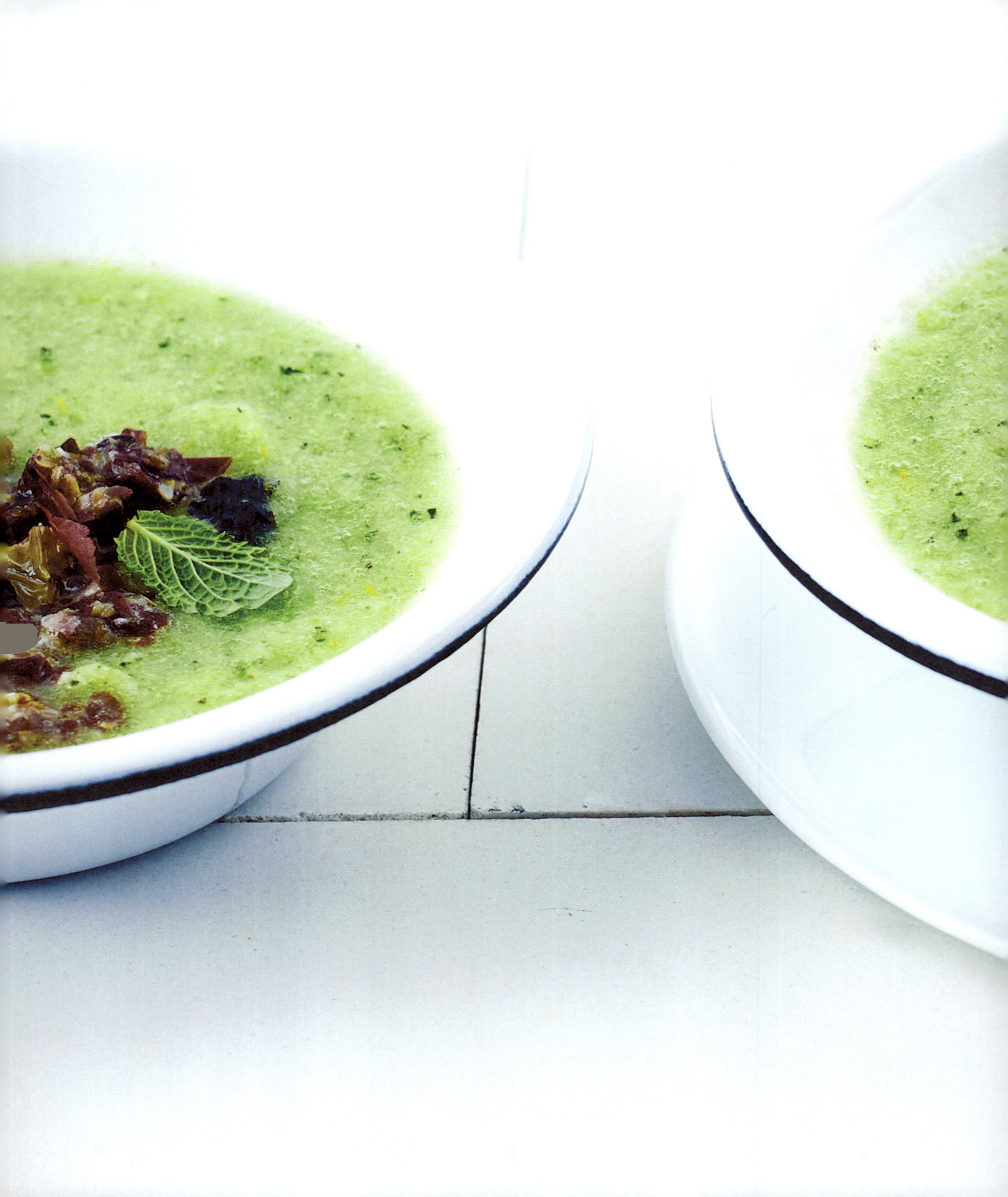

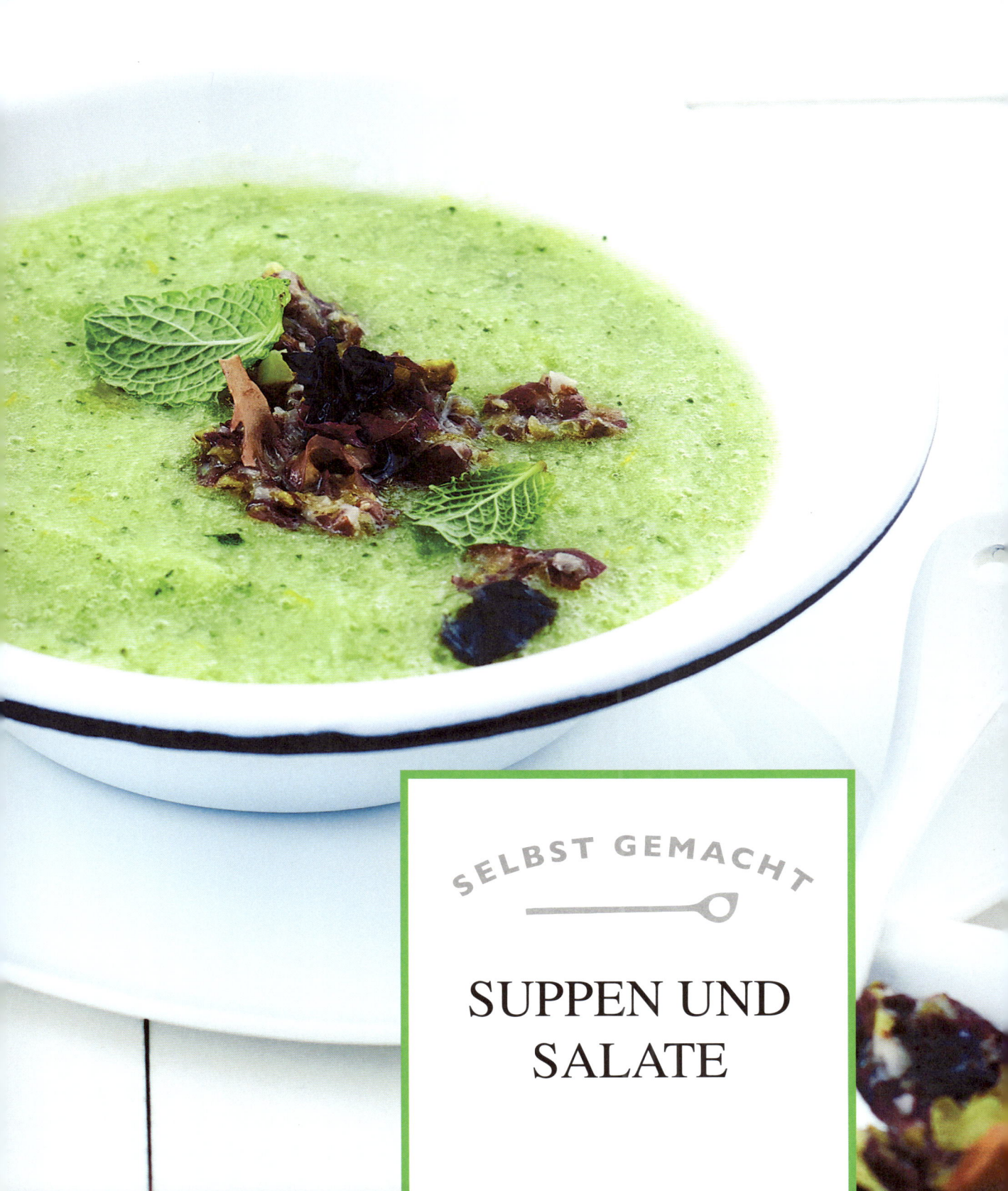

SUPPEN UND SALATE

Für **4** Personen
Zubereitungszeit: **10** Minuten
Garzeit: **20** Minuten
Budget: €€

MÖHRENSUPPE MIT KURKUMA, KORIANDER UND INGWER

600 g Möhren • 1 kleine Zwiebel • 1 Knoblauchzehe • 1 Stück Ingwer (2 cm) •
2 TL gemahlene Kurkuma • 10 Stängel Koriandergrün • 1 TL Sesamöl • Salz

1. Die Möhren, die Zwiebel und die Knoblauchzehe schälen und in Stücke schneiden. Den Ingwer schälen und reiben. Zwiebel, Knoblauch, Ingwer und Kurkuma mit etwas Wasser in einem Topf aufkochen. Die Möhren dazugeben, mit Wasser bedecken und 20 Minuten köcheln lassen.

2. Währenddessen das Koriandergrün waschen und trocknen, die Blätter abzupfen und fein hacken. Wenn die Möhren weich sind, die Suppe im Mixer oder mit dem Stabmixer pürieren und leicht salzen. Sesamöl und Koriandergrün unterrühren und die Suppe servieren.

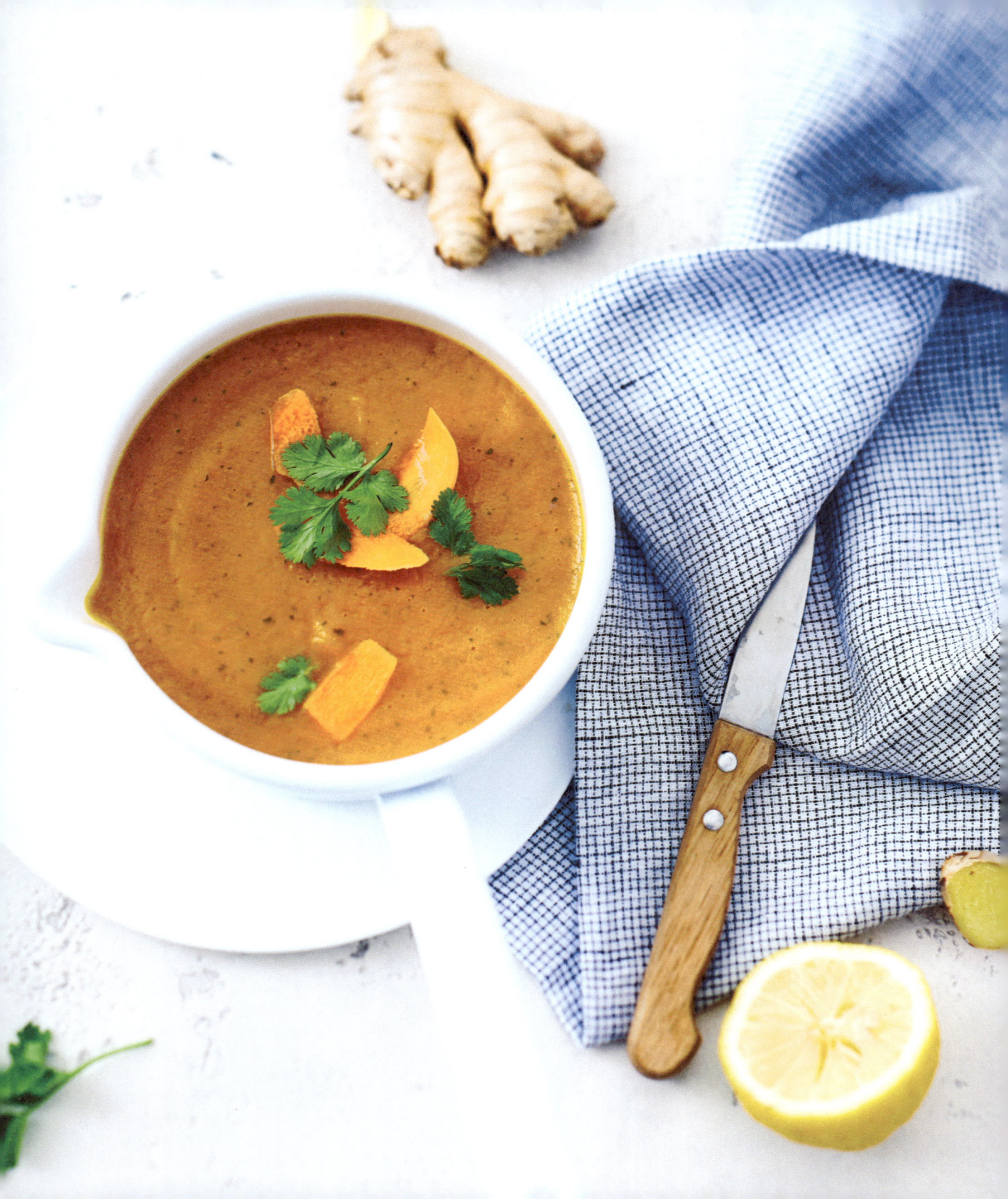

Für **4** Personen
Zubereitungszeit: **30** Minuten
Garzeit: **18** Minuten
Budget: €€

ARTISCHOCKENCREMESUPPE MIT ERBSEN UND MINZE

4 große Artischocken • 2 Frühlingszwiebeln • 300 g gepalte Erbsen • 5 Stängel Minze •
100 g Sojasahne • Salz

1. Die äußeren Blätter der Artischocke entfernen, das Stielende und den oberen, sehr harten Teil der Blätter abschneiden und mit einem Küchenmesser um die Artischocke herum alle seitlichen Blätter bis zum Artischockenherz entfernen, dabei die Artischocke in der Hand drehen. Wenn nur noch weiche Blätter übrig sind, die Artischocke vierteln und das Heu entfernen (siehe Grundtechniken, Seite 20).

2. Die Frühlingszwiebeln waschen und in dünne Ringe schneiden. Die Erbsen abspülen. Die Artischocken mit den Frühlingszwiebeln in einen Topf geben, mit Wasser bedecken, aufkochen und 15 Minuten köcheln lassen. Die Erbsen dazugeben und 3 Minuten mitgaren.

3. Die Minzeblättchen von den Stängeln zupfen. Das gegarte Gemüse mit Sojasahne und Minze im Mixer oder mit dem Stabmixer pürieren, leicht salzen und durch ein Sieb streichen, um die faserigen Erbsenhüllen zu entfernen.

GESUNDHEITSINFO
Artischocken haben dank verschiedener Ballaststoffe, die zum Gleichgewicht der Darmflora beitragen, eine stark entgiftende Wirkung. Zudem wirken sie antioxidativ und somit vorbeugend gegen Krebs.

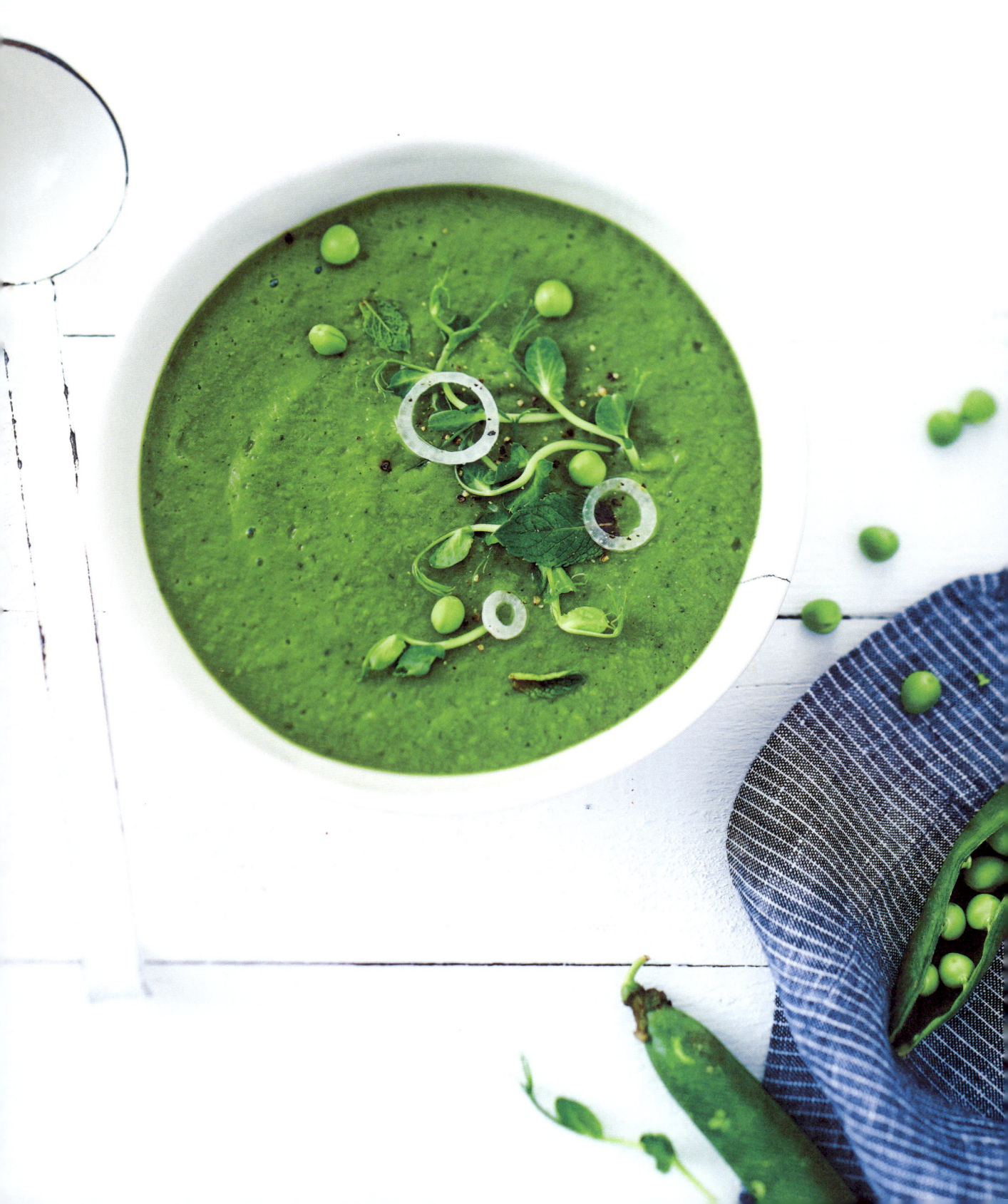

Für **4** Personen
Zubereitungszeit: **15** Minuten
Garzeit: **12** Minuten
Budget: €

RETTICH-BRUNNENKRESSE-SUPPE

1 schwarzer Rettich • 2 Bund Brunnenkresse • 1 Schalotte • 1 Knoblauchzehe • Salz

1. Den Rettich schälen und in Stücke schneiden. Die Stängel von den Brunnenkresse-blättern abschneiden. Die Schalotte und die Knoblauchzehe schälen und fein hacken.

2. Rettich, Schalotte und Knoblauch in einen Topf geben, mit Wasser bedecken und auf-kochen. 10 Minuten köcheln lassen, dann die Brunnenkresseblätter dazugeben, noch 2 Minuten weitergaren und im Mixer oder mit dem Stabmixer fein pürieren. Die Suppe mit Salz abschmecken und servieren.

GESUNDHEITSINFO
Schwarzer Rettich hat einen speziell auf die Leber wirkenden Entgiftungseffekt und regt die Gallenblase an, was die Verdauung verbessert und Schadstoffe beseitigt. Er ent-hält außerdem viele Ballaststoffe und Vitamine der B-Gruppe.

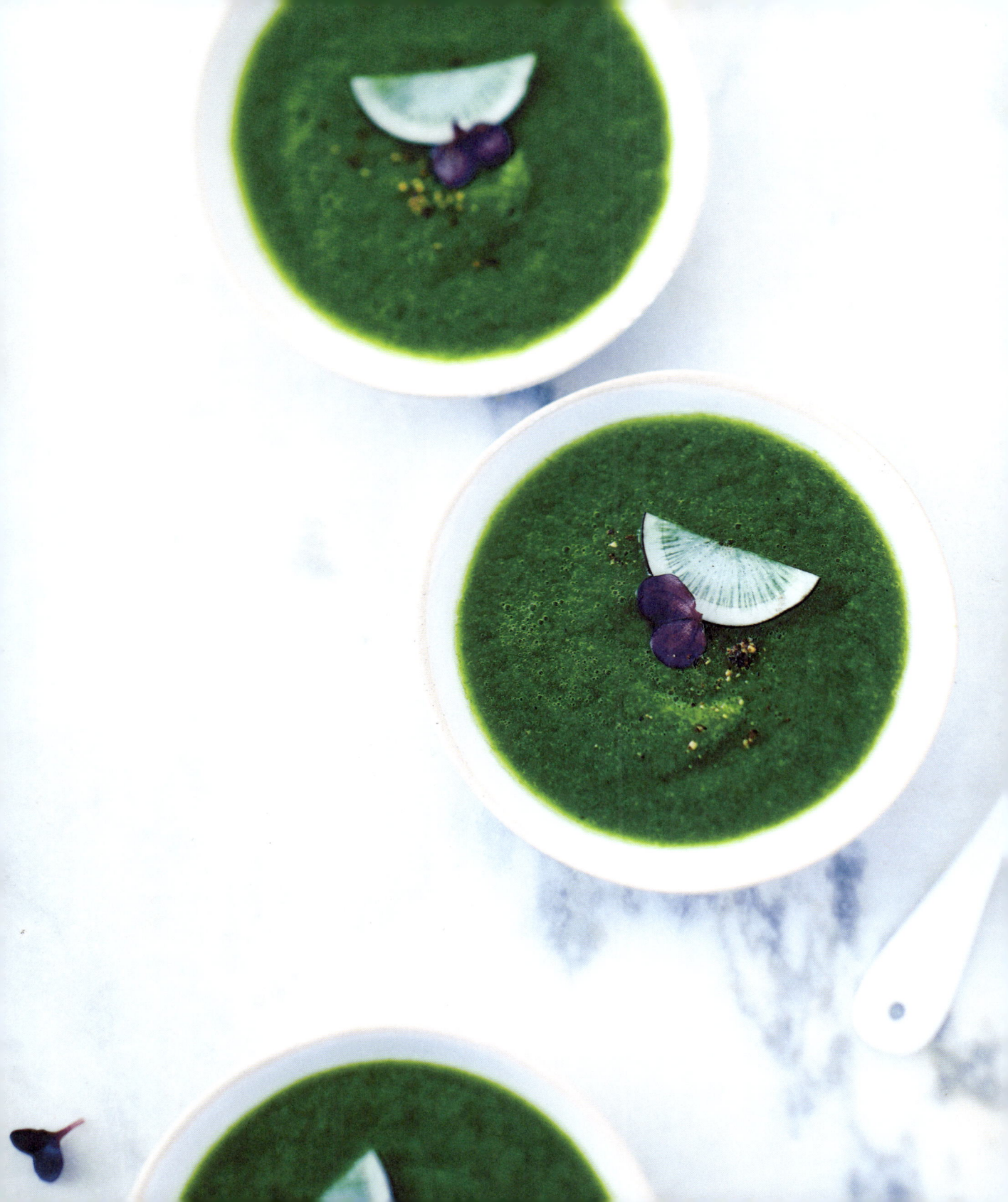

Für **4** Personen
Zubereitungszeit: **15** Minuten
Garzeit: **20** Minuten
Budget: €€

ROTE-BETE-SUPPE MIT GRÜNEM APFEL

*500 g frische Rote Bete • 2 Äpfel (Sorte Granny Smith) • 1 kleine rote Zwiebel •
3 Stängel Estragon • Salz*

1. Die Rote-Bete-Knollen schälen und in Würfel schneiden. Die Äpfel waschen, von Stielen und Kerngehäusen befreien und in Stücke schneiden, die ebenso groß sind wie die Rote-Bete-Würfel. Die Zwiebel schälen und hacken.

2. Rote Bete, Apfel und Zwiebel in einen Topf geben, mit Wasser bedecken und zum Kochen bringen. Bei schwacher Hitze 20 Minuten köcheln lassen. Estragon waschen und die Blätter von den Stängeln zupfen. Wenn die Rote Bete weich ist, die Estragonblätter dazugeben, alles im Mixer oder mit dem Stabmixer fein pürieren und leicht salzen. Heiß oder kalt servieren.

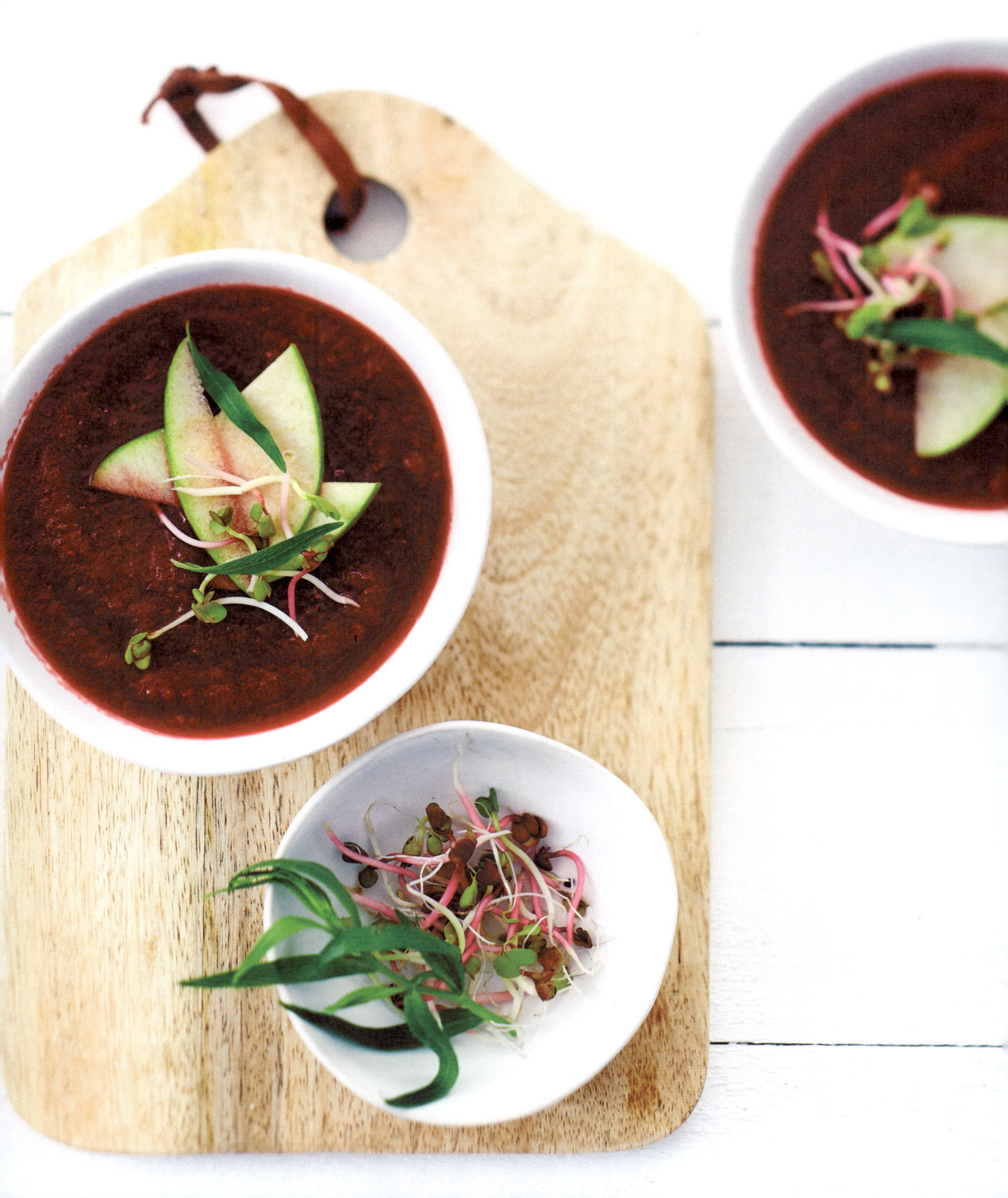

WIRSING-ZUCCHINI-SUPPE

¼ Wirsing • 3 Zucchini • 1 weiße Zwiebel • 1 Stück Ingwer (2 cm) • 5 Stängel Petersilie •
1 Prise Salz

1. Die Wirsingblätter vom Kohlkopf lösen, waschen und hacken. Die Zucchini waschen und in dicke Scheiben schneiden. Die Zwiebel schälen und in feine Streifen schneiden. Den Ingwer schälen und reiben.

2. Wirsing, Zwiebel und Ingwer in einen Topf geben, mit Wasser bedecken, aufkochen und 15 Minuten köcheln lassen. Inzwischen die Petersilie waschen, trocknen, die Blätter von den Stängeln zupfen und hacken. Die Zucchini zur Suppe geben und weitere 5 Minuten garen. Das Gemüse im Mixer oder mit dem Stabmixer pürieren. Die Petersilie zufügen, mit Salz würzen und heiß servieren.

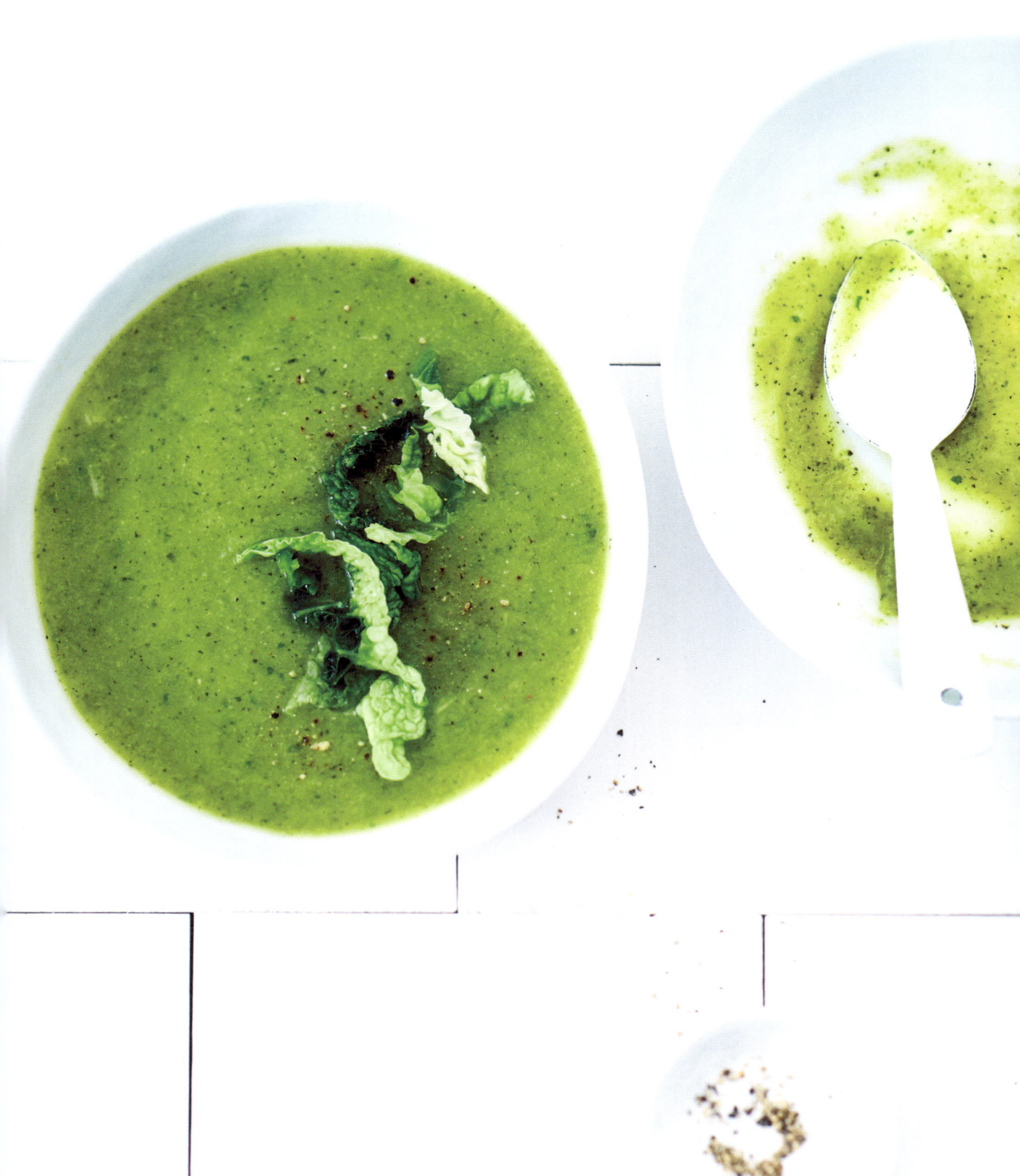

Für **4** Personen
Zubereitungszeit: **20** Minuten
Garzeit: **15** Minuten
Budget: €

LAUCHSUPPE MIT CURRY

*4 Lauchstangen • 2 Kartoffeln • 1 kleine Zwiebel • 1 EL Currypulver • 4 Stängel Basilikum •
1 Handvoll Lauchkeimlinge (oder andere Sprossen) • Salz*

1. Den Lauch putzen, unter fließendem Wasser abspülen und in dünne Ringe schneiden. Die Kartoffeln schälen und würfeln. Die Zwiebel schälen und hacken.

2. Lauch, Kartoffeln und Zwiebel mit dem Currypulver in einen Topf geben. Mit Wasser bedecken, aufkochen und 15 Minuten köcheln lassen. Das Basilikum waschen, trocknen, die Blätter von den Stängeln zupfen und hacken. Die Suppe im Mixer oder mit dem Stabmixer pürieren, Basilikum zugeben und salzen. Schön heiß mit einigen Lauchkeimlingen garniert servieren.

GESUNDHEITSINFO
Der grüne Teil des Lauchs enthält deutlich mehr Ballaststoffe, Vitamine und Antioxidantien als der weiße Teil. Werfen Sie die dunkelgrünen Blätter also nicht weg, sie haben ihren verdienten Platz in Ihrer Gemüsesuppe.

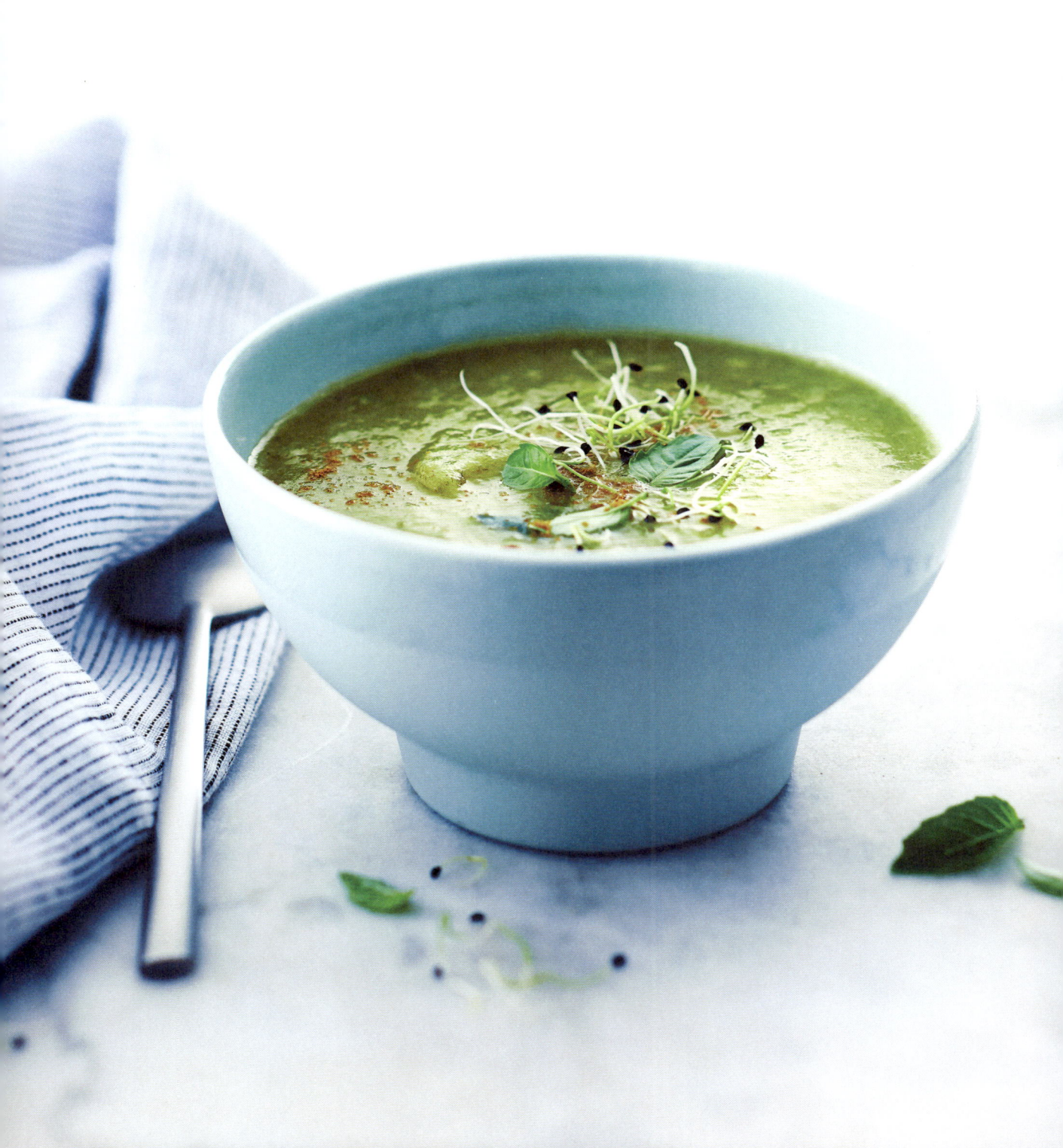

Für **4** Personen
Zubereitungszeit: **17** Minuten
Budget: €€

GAZPACHO AUS ALTEN TOMATENSORTEN

2 Ananastomaten • 2 Ochsenherztomaten • 1 Frühlingszwiebel • 1 Knoblauchzehe •
2 Stängel Basilikum • Saft von 1 Orange • 50 ml Apfelessig • 1 EL Olivenöl • Salz

1. Die 4 Tomaten am Stielansatz kreuzförmig einschneiden. Wasser in einen Topf füllen und zum Kochen bringen. Die Tomaten für 30 Sekunden in das kochende Wasser geben. Kurz abschrecken, die Haut von den Tomaten abziehen und das Fruchtfleisch in Würfel schneiden. Die Frühlingszwiebel waschen, putzen und in Ringe schneiden. Die Knoblauchzehe schälen.

2. Basilikum waschen, trocknen und die Blätter von den Stängeln zupfen. Die Tomatenwürfel mit Orangensaft, Essig, Frühlingszwiebel, durchgepresstem Knoblauch, Basilikum und Olivenöl im Mixer pürieren. Mit etwas Salz würzen und bis zum Servieren kalt stellen.

GESUNDHEITSINFO
Tomaten enthalten wirksame Antioxidantien, die Herz und Herzgefäße schützen und sogar einigen Krebsarten vorbeugen können. Sie haben wenige Kalorien und enthalten viel Wasser.

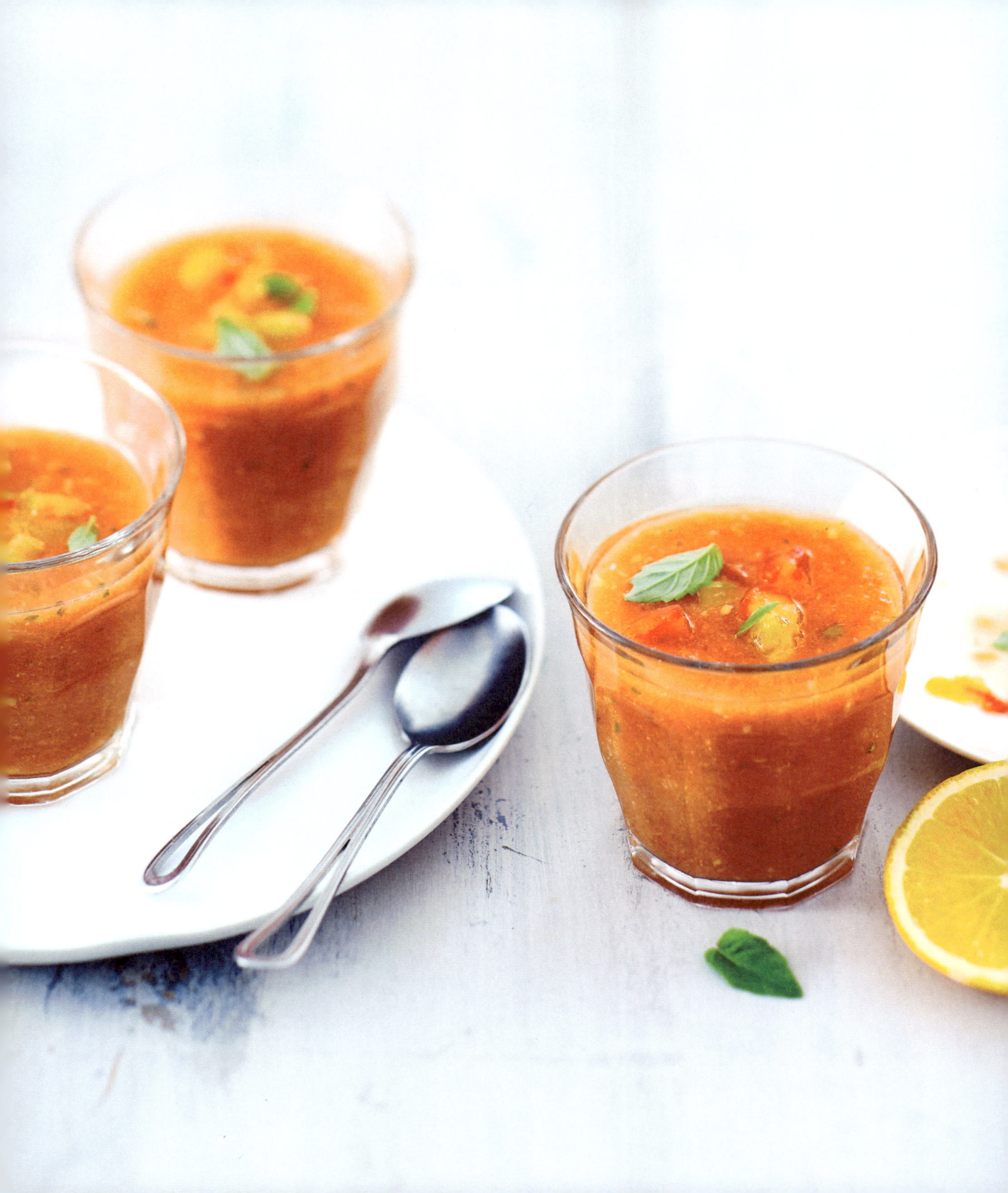

GAZPACHO AUS GURKE UND GRÜNEN TOMATEN MIT ALGENTATAR

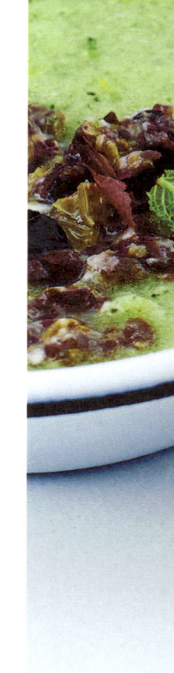

2 Salatgurken • 1 Frühlingszwiebel • 2 grüne Tomaten • Saft von 1 Zitrone • 1 EL Olivenöl •
50 ml weißer Balsamico-Essig • 1 Prise Salz

Für das Algentatar
50 g Lappentang (Rotalgen) • 1 Frühlingszwiebel • 1 Knoblauchzehe • 1 EL getrocknete
Algen • 2 kleine Essiggurken • 1 TL Kapern • Saft von ½ Zitrone • 1 TL Olivenöl

1. Zuerst das Tatar zubereiten: Den Lappentang 5 Minuten in Wasser einweichen, um ihn etwas zu entsalzen. Inzwischen die Frühlingszwiebel waschen, putzen und in Ringe schneiden, die Knoblauchzehe schälen. Den Lappentang ausdrücken, klein schneiden und zusammen mit Frühlingszwiebel, Knoblauch und allen übrigen Zutaten in den Mixer geben. Mixen und kalt stellen.

2. Die Gurken schälen, der Länge nach halbieren und die Kerne entfernen. Die Frühlingszwiebel waschen, putzen und in dünne Ringe schneiden. Die Tomaten am Stielansatz kreuzförmig einschneiden. Wasser in einem Topf zum Kochen bringen und die Tomaten 30 Sekunden in das kochende Wasser geben. Kurz abkühlen lassen, die Haut der Tomaten abziehen und das Fruchtfleisch in Stücke schneiden. Gurke, Frühlingszwiebel und Tomatenstücke mit Zitronensaft, Öl und Essig im Mixer pürieren. Mit Salz abschmecken und kalt stellen. Mit dem Algentatar als Suppeneinlage servieren.

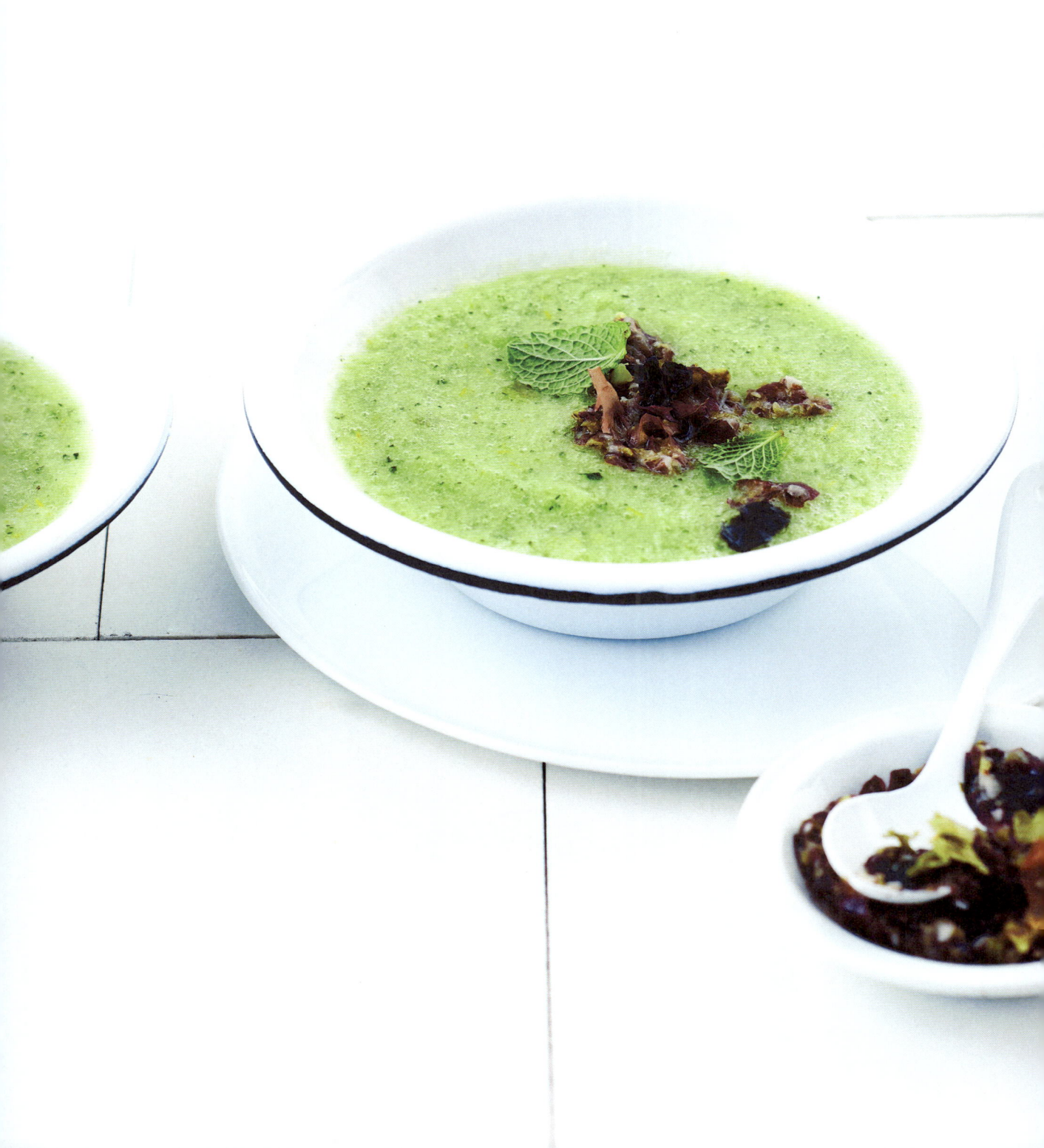

Für **4** Personen
Zubereitungszeit: **15** Minuten
Garzeit: **20** Minuten
Budget: €€

SELLERIECREME MIT HASEL-
NUSSMILCH UND PETERSILIE

800 g Knollensellerie • 1 Stange Staudensellerie • ½ weiße Zwiebel • 200 ml Haselnussmilch •
6 Stängel glatte Petersilie • 1 EL Olivenöl • einige Haselnüsse • Salz

1. Die Sellerieknolle putzen, schälen und in Würfel schneiden. Den Staudensellerie waschen, putzen und in kleine Stücke schneiden. Die Zwiebel schälen und hacken. Stauden-, Knollensellerie und Zwiebel mit etwas Wasser in einen Topf geben, erhitzen und einige Minuten garen. Die Haselnussmilch dazugießen, so viel Wasser zufügen, dass das Gemüse bedeckt ist, und alles weitere 15 Minuten garen.

2. Inzwischen die Petersilie waschen, trocknen und die Blättchen von den Stängeln zupfen. Die Suppe mit der Hälfte der Petersilienblättchen im Mixer oder mit dem Stabmixer pürieren. Mit Salz abschmecken. Kurz vor dem Servieren die restliche Petersilie hacken und mit Öl und 2 EL Wasser mischen. Mit etwas Salz würzen und zusammen mit einigen grob gehackten Haselnüssen zur Suppe servieren.

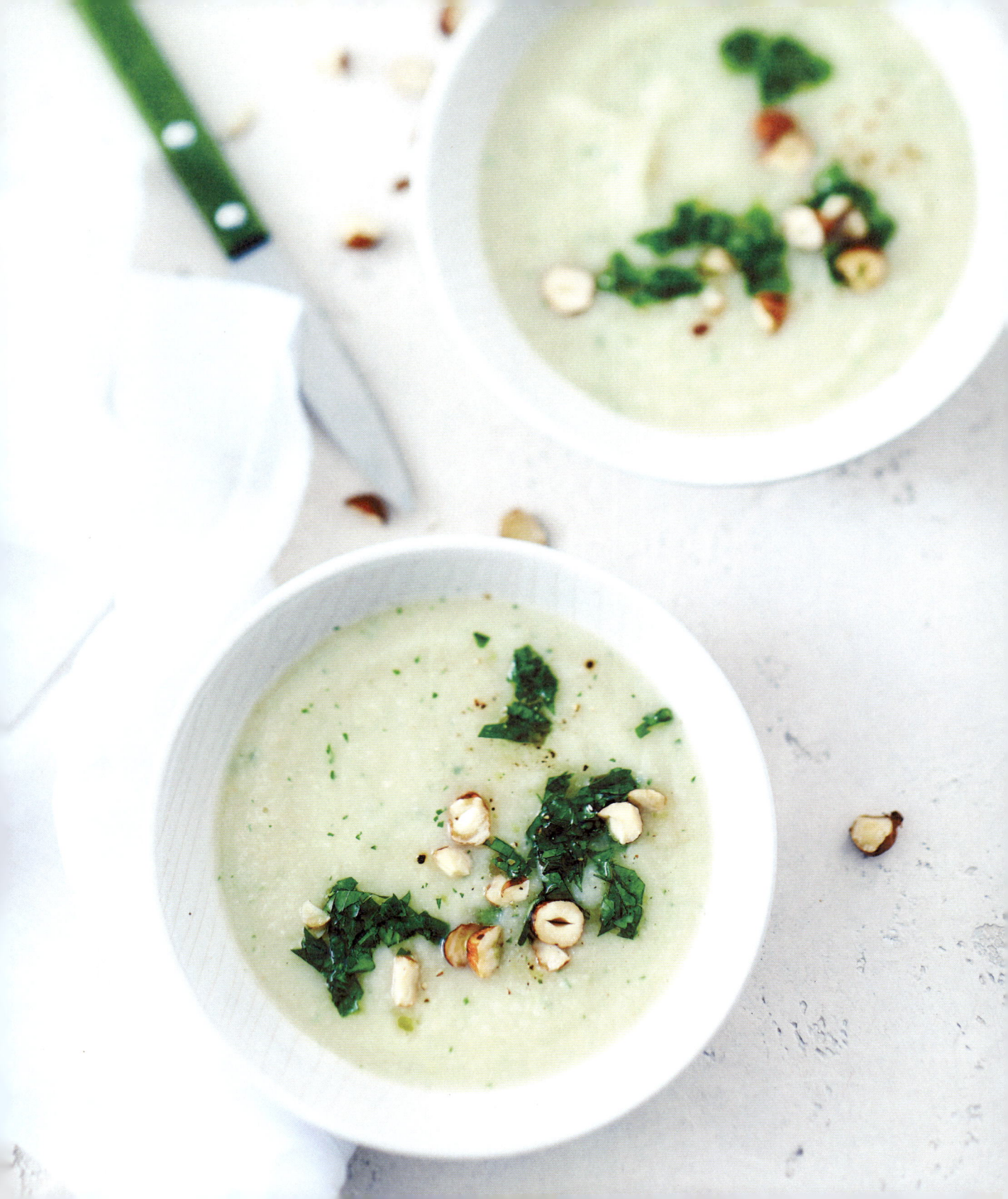

Für **4** Personen
Zubereitungszeit: **15** Minuten
Garzeit: **15** Minuten
Budget: €€

KÜRBIS-QUINOA-SUPPE

600 g Hokkaidokürbis • 2 Grünkohlblätter • 1 kleine Zwiebel • 1 Knoblauchzehe • 1 Gemüse-brühwürfel • 200 g rote Quinoa • 1 Prise Cayennepfeffer • 1 Prise gemahlener Kreuzkümmel • 1 Prise gemahlener Koriander • Salz

1. Den Kürbis waschen, teilen, die Kerne entfernen und das Fruchtfleisch samt Schale in Würfel schneiden. Von den Grünkohlblättern die Rippen entfernen (siehe Grundtechniken, Seite 21) und die Blätter klein schneiden. Die Zwiebel und die Knoblauchzehe schälen und hacken.

2. Das Gemüse mit dem Brühwürfel in einen Topf geben und mit Wasser bedecken. Die Quinoa zufügen und alles zum Kochen bringen. Etwa 10 Minuten köcheln lassen, bis das Gemüse und die Quinoa gar sind. Mit Cayennepfeffer, Kreuzkümmel, Koriander und etwas Salz würzen.

GESUNDHEITSINFO

Quinoa gehört zu den Pseudogetreiden und ist reich an Ballaststoffen, Eiweiß, Eisen und Spurenelementen mit antioxidativer Wirkung. Sie enthält kein Gluten und ist damit besser verdaulich als Weizen.

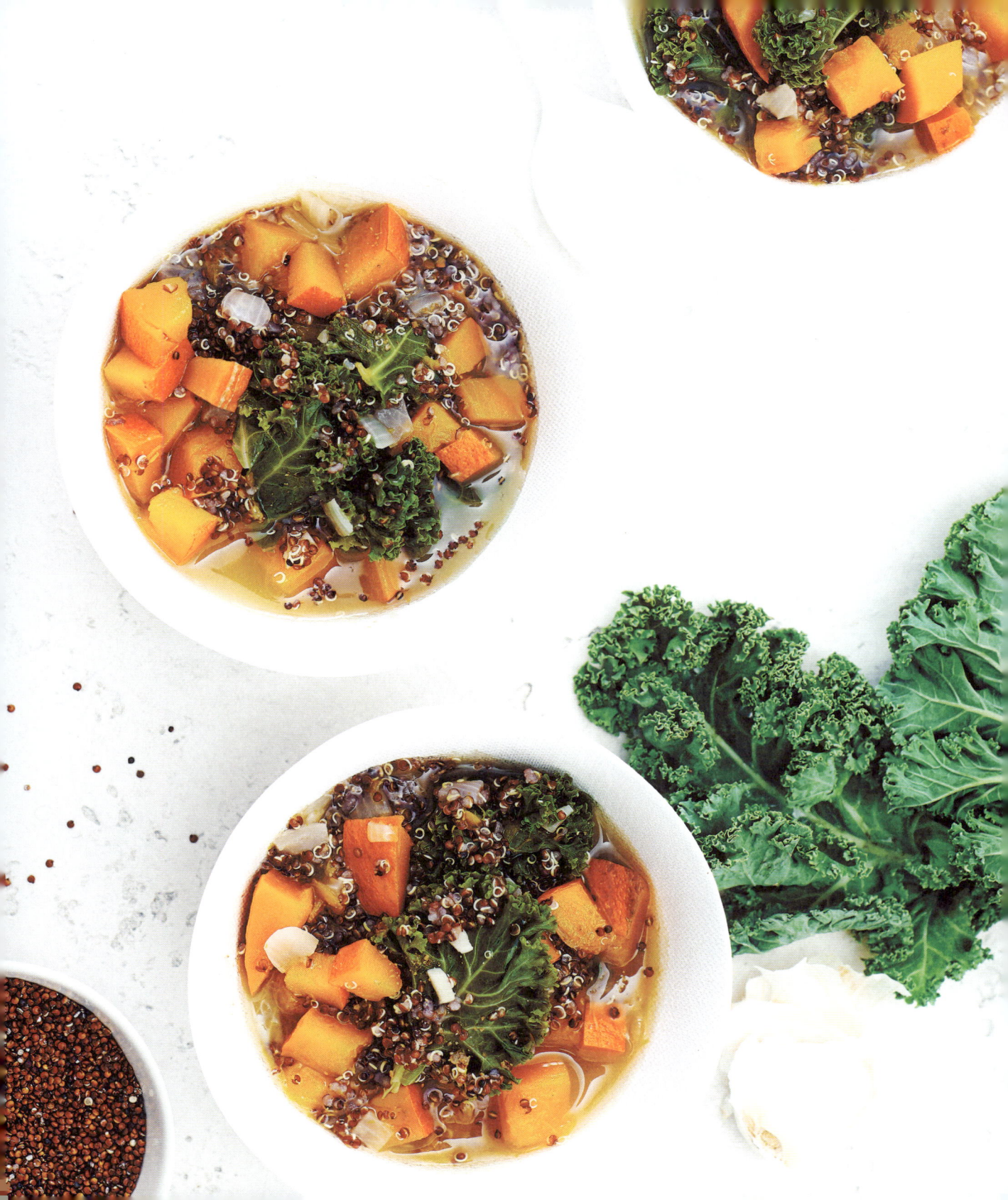

Für **4** Personen
Zubereitungszeit: **20** Minuten
Budget: €€

FRÜHLINGSROLLEN UND BABYSALAT

2 Möhren • 1 kleine Zucchini • 1 kleine Fenchelknolle • 1 kleine Salatgurke • 8 Radieschen • ½ Bund Koriandergrün • 8 Blätter Reispapier für Frühlingsrollen • 100 g Babysalat-Mix • 1 EL Kürbiskerne • 1 EL Keimlinge

Für die Sauce
1 Stängel Zitronengras • 1 TL Sojasauce • 1 TL Sesamöl • 1 TL Limettensaft

1. Die Sauce zubereiten: Das Zitronengras fein hacken. Alle Zutaten für die Sauce mit 3 EL Wasser mischen, das Zitronengras hinzufügen, umrühren und ziehen lassen.

2. Das Gemüse ggf. waschen und trocknen oder schälen und in ganz feine Streifen schneiden. Das Koriandergrün waschen, trocknen und die Blättchen von den Stängeln zupfen. 1 Blatt Reispapier kurz in einem tiefen Teller mit warmem Wasser einweichen und anschließend auf eine saubere, glatte Arbeitsfläche legen. Eine passende Menge Gemüsestreifen und Koriandergrün auf eine Seite des Blattes geben und das Reispapier fest aufrollen. Dabei die Seiten zur Mitte hin einschlagen, damit die Füllung nicht herausfällt. Mit den übrigen Reispapierblättern und der übrigen Gemüsefüllung ebenso verfahren. Den Babysalat waschen und trocken schleudern.

3. Den Babysalat und die halbierten Frühlingsrollen auf den Tellern anrichten und mit Kürbiskernen und Keimlingen garnieren. Die Sauce durch ein Sieb streichen und dazu reichen.

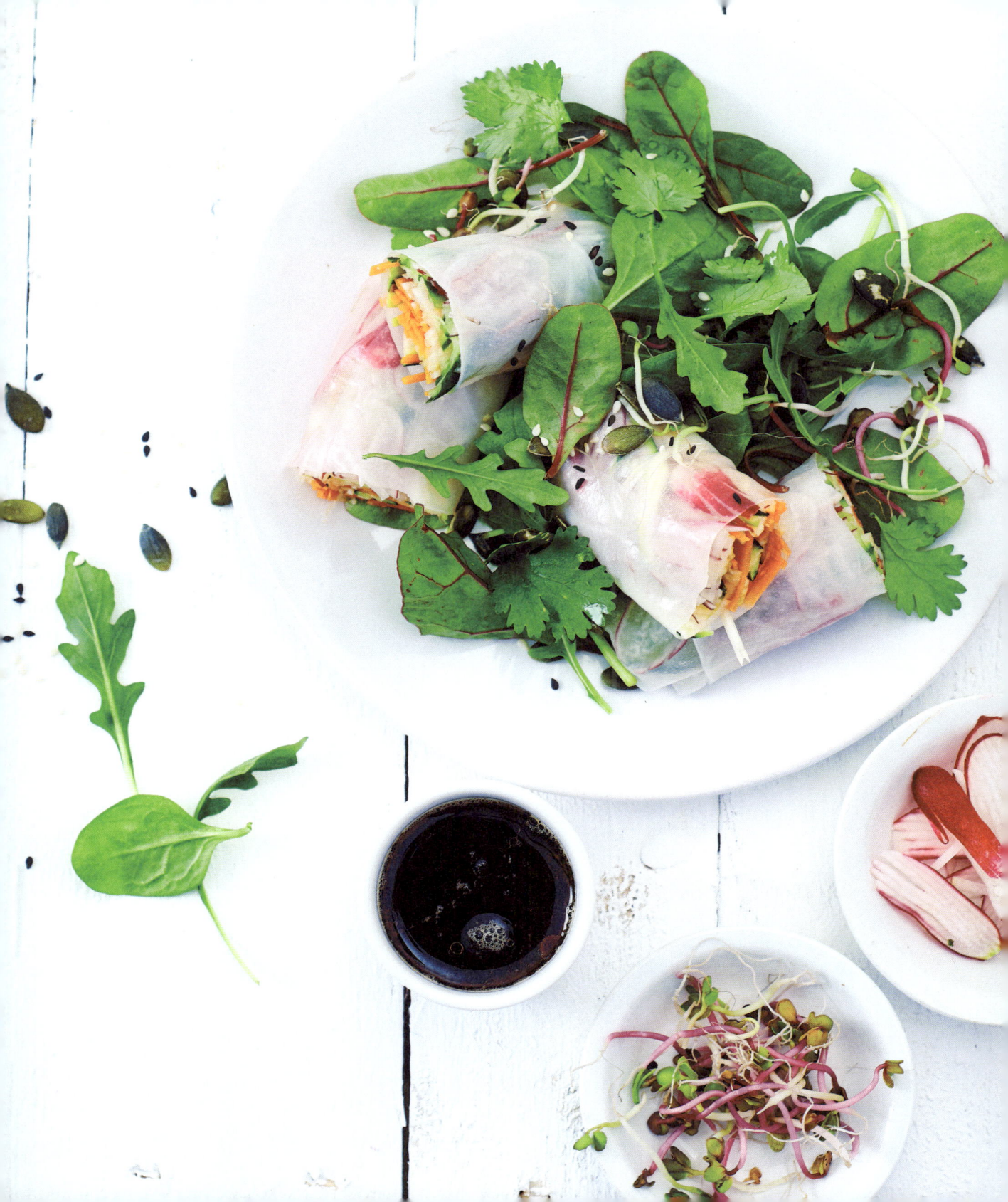

Für **4** Personen
Zubereitungszeit: **10** Minuten
Budget: €€

RETTICH-FEIGEN-CARPACCIO MIT MANDELN UND HÜTTENKÄSE

1 Orange • 1 Zitrone • 2 EL Olivenöl • ½ EL Anissamen • 1 schwarzer Rettich • 8 schwarze Feigen • 1 EL ungeschälte ganze Mandeln • 100 g Hüttenkäse

1. Die Orange und die Zitrone auspressen und den Saft mit dem Olivenöl mischen. Die Anissamen unterrühren und die Vinaigrette beiseitestellen. Den schwarzen Rettich schälen und mit dem Gemüsehobel in sehr dünne Scheiben schneiden. Die Feigen waschen, trocknen und vierteln. Die Mandeln grob hacken.

2. Rettichscheiben, Feigenstücke, Hüttenkäse und Mandelstücke hübsch auf Tellern anrichten. Mit der Orangen-Anis-Vinaigrette beträufeln und servieren.

GESUNDHEITSINFO
Schwarze Feigen sind reich an Ballaststoffen, die die Verdauung fördern. Sie enthalten außerdem zahlreiche antioxidative Verbindungen, vor allem in der Schale. Darum auf keinen Fall schälen!

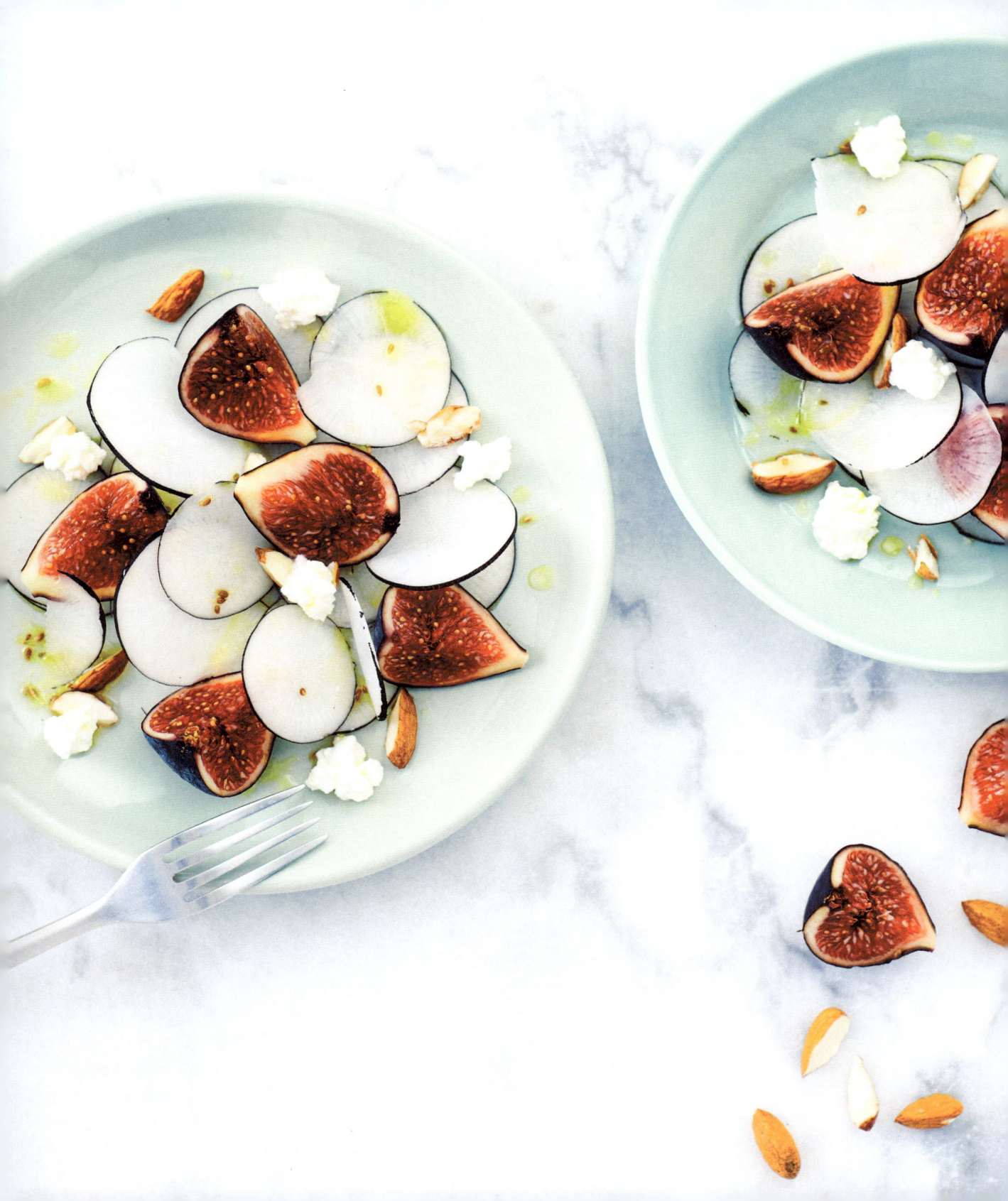

Für **4** Personen
Zubereitungszeit: **20** Minuten
Budget: €€

ARTISCHOCKEN MIT RUCOLA, EINGELEGTER ZITRONE UND BASILIKUM

8 Artischocken • 2 Zitronen • ½ Bund Basilikum • ½ eingelegte Zitrone (Salzzitrone) •
100 g Sojasahne • 50 g Rucola • 2 EL Olivenöl • Pfeffer

1. Die besonders harten Blätter der Artischocken entfernen und das obere Drittel der Artischocken abschneiden (siehe Grundtechniken, Seite 20). 1 Zitrone auspressen und den Saft mit 1 Liter Wasser in einer Schüssel mischen. Die Artischocken halbieren und in das Zitronenwasser legen. Das Basilikum waschen, trocknen und die Blättchen von den Stängeln zupfen.

2. Die zweite Zitrone auspressen und den Saft zusammen mit der Salzzitrone, den Basilikumblättern (einige davon zum Garnieren beiseitelegen) und der Sojasahne mit dem Stabmixer oder im Mixer pürieren. Den Rucola waschen und trocken schleudern. Die Artischocken aus dem Zitronenwasser nehmen, abtropfen lassen und in dünne Scheiben schneiden. Auf den Tellern verteilen, je etwas Rucola dazugeben, mit den übrigen Basilikumblättchen bestreuen und mit kleinen Klecksen der Sauce anrichten. Mit etwas Olivenöl beträufeln, pfeffern und servieren.

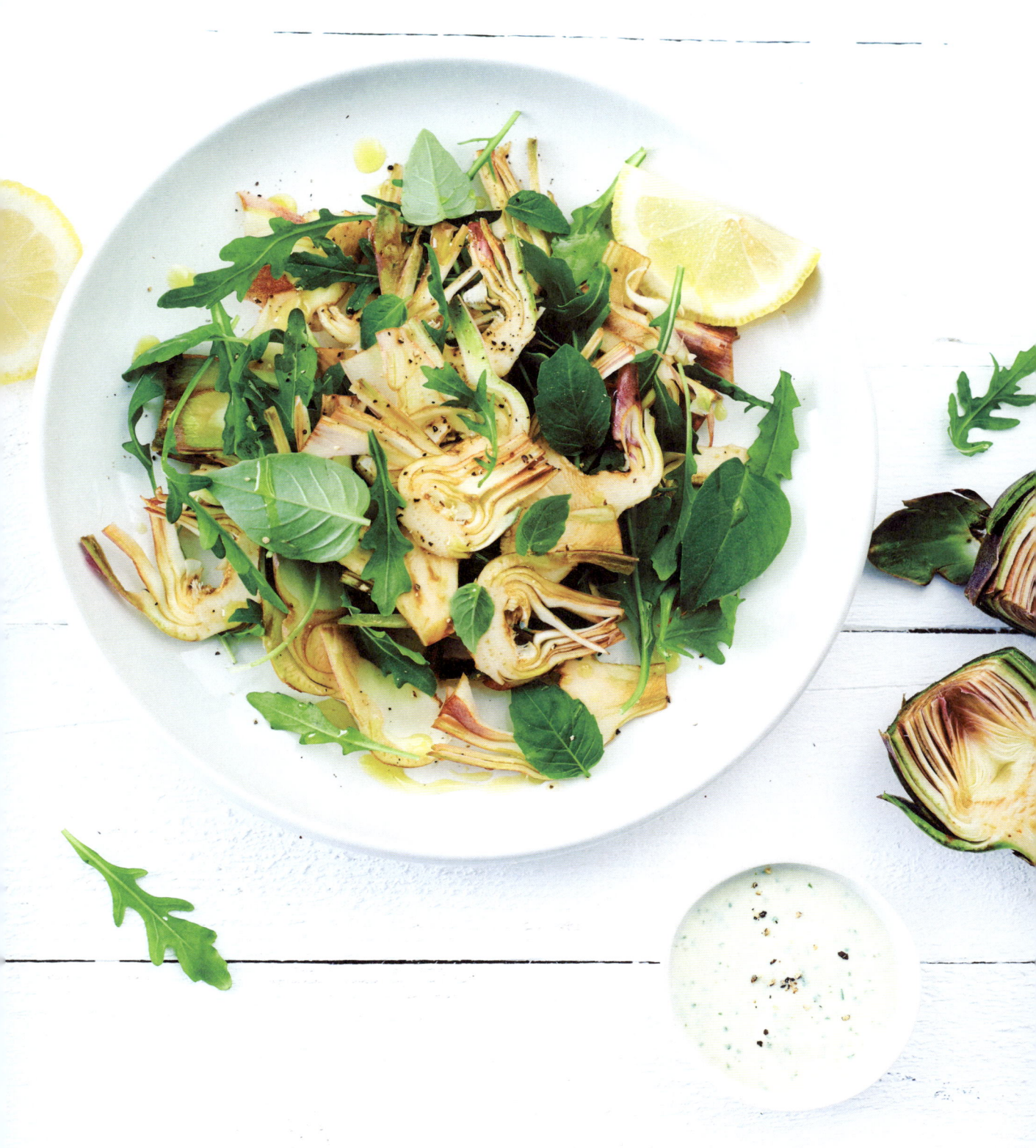

Für **4** Personen
Zubereitungszeit: **15** Minuten
Garzeit: **10** Minuten
Budget: €€

BUNTE BETE MIT KAPERNSAUCE

2 Gelbe Bete • 2 »Tonda di Choggia«-Bete • 2 Rote Bete • 1 EL Kapern • 4 Stängel Petersilie • 1 Frühlingszwiebel • Saft von 1 Zitrone • 2 EL Walnussöl • 1 Handvoll Gewöhnliche Vogelmiere (nach Belieben)

1. Die Knollen an den Enden kappen, schälen, achteln und 10 Minuten im Dampfgarer oder in einem Topf mit etwas Wasser im Dämpfeinsatz garen. Währenddessen die Kapern hacken, die Petersilie waschen, trocknen, die Blättchen von den Stängeln zupfen und hacken. Die Frühlingszwiebel waschen, putzen und in Ringe schneiden. Petersilie, Kapern und Frühlingszwiebel mit dem Zitronensaft und dem Walnussöl zu einem Dressing verrühren.

2. Die gedämpften Bete-Achtel auf den Tellern verteilen, mit der Vogelmiere, falls verwendet, hübsch garnieren und mit der Kapernsauce anrichten.

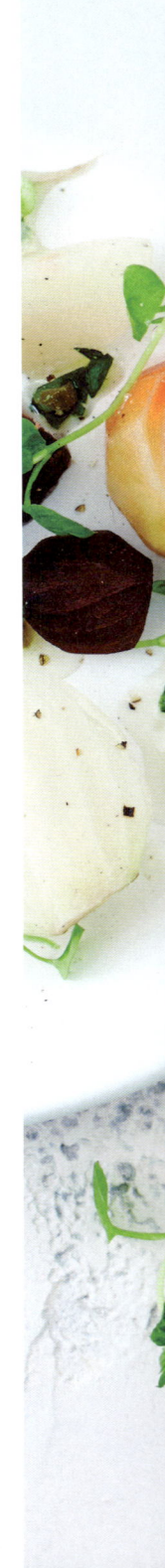

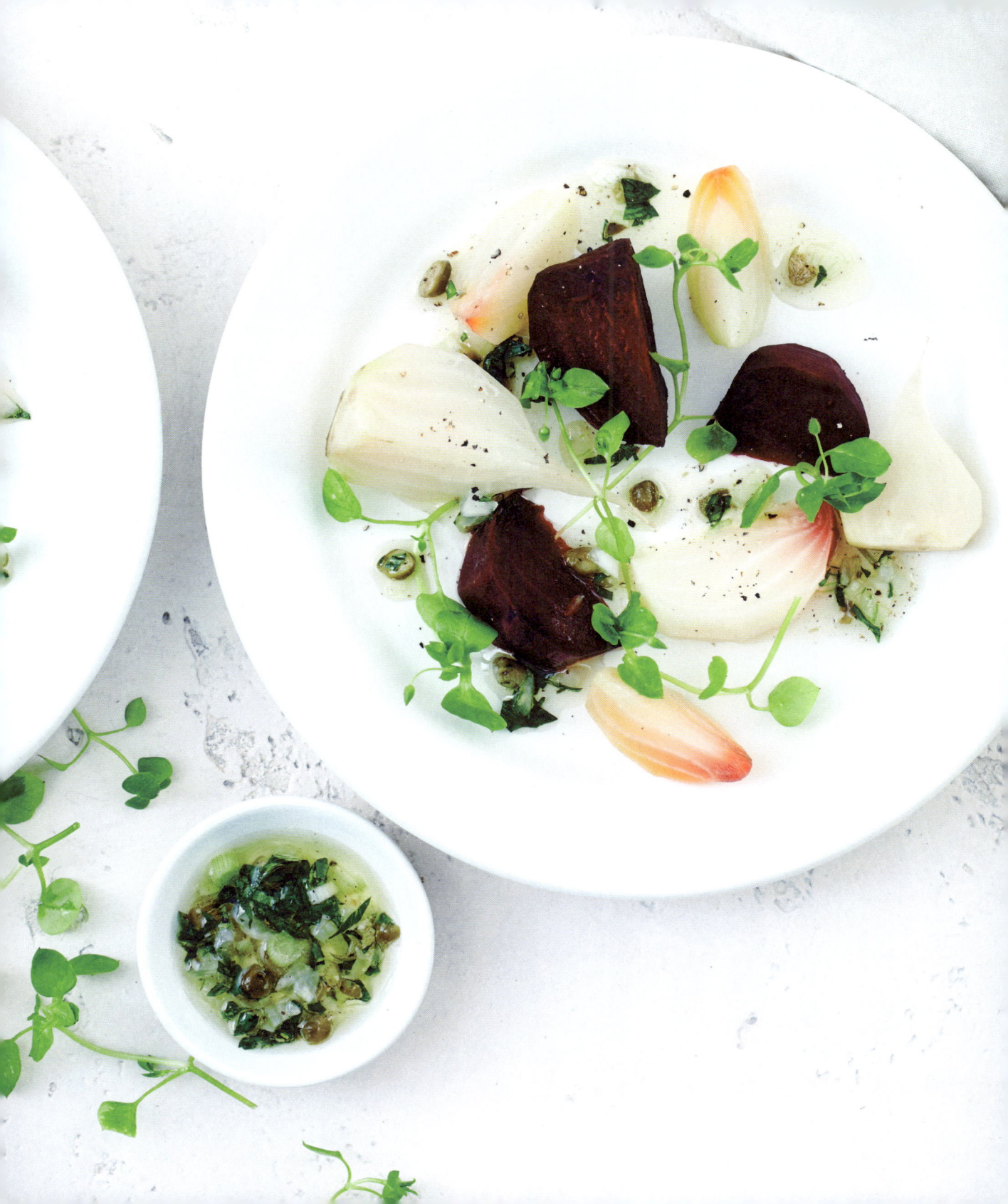

ALGENSALAT MIT GURKE UND QUINOA

250 g rote Quinoa • 1 Salatgurke • 1 Handvoll grüne Weintrauben • 50 g frische Algen

Für die Sauce
1 TL Spirulina (Mikroalgenpulver) • 2 EL Reisessig • 1 EL Sojasauce • 2 EL Rapsöl •
1 TL schwarze Sesamsamen

1. Die Quinoa zweimal hintereinander gründlich in viel Wasser spülen. In einen Topf füllen, mit kaltem Wasser bedecken und aufkochen. Etwa 12 Minuten köcheln lassen, bis die Körner aufspringen.

2. Die Gurke schälen, die Kerne entfernen und das Fruchtfleisch in kleine Würfel schneiden. Die Trauben waschen und halbieren. Die Algen zweimal hintereinander in einer Schale Wasser spülen, anschließend abtropfen lassen und in Streifen schneiden.

3. Für die Sauce die Spirulina mit Essig, Sojasauce, Rapsöl und Sesam zu einem Dressing verrühren. Die Quinoa abgießen und auf die Teller verteilen. Algen, Gurken und Trauben dazugeben und leicht mit der Quinoa mischen. Mit dem Spirulinadressing servieren.

GESUNDHEITSINFO

Algen enthalten große Mengen an antioxidativen Verbindungen und sind somit wirksam gegen Krebs. Zudem sind sie äußerst reich an Eiweiß, Ballaststoffen, Vitaminen und Mineralstoffen: Vitamin A, B, C, Eisen, Kupfer, Magnesium … geballte Lebenskraft!

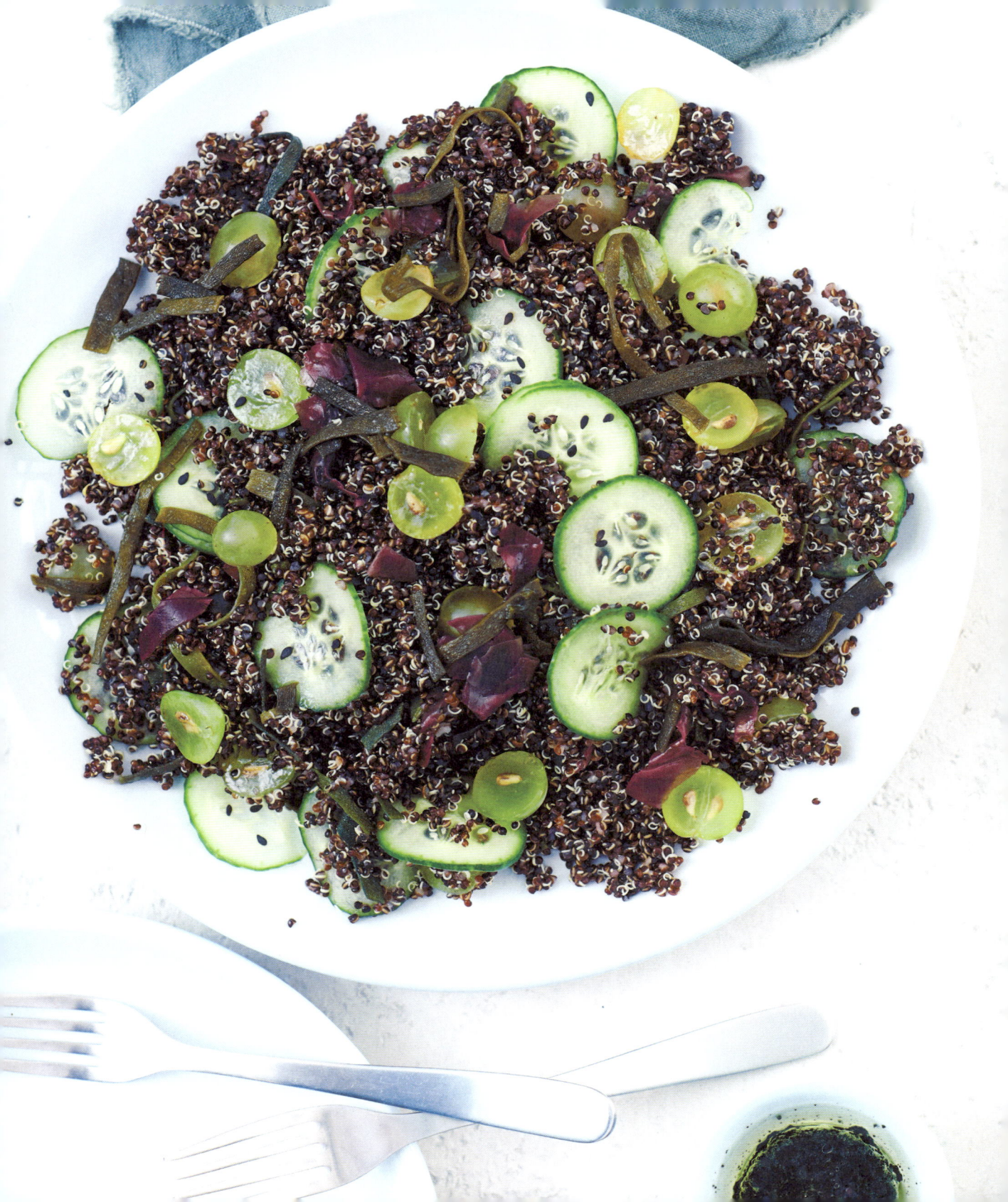

BROKKOLI-BLUMENKOHL-GURKEN-SALAT MIT MANGOSAUCE

1 Brokkoli • ¼ violetter Blumenkohl (ersatzweise gewöhnlicher Blumenkohl) • 1 Salatgurke •
50 g Babyspinat

Für die Sauce
6 Kirschtomaten • 1 Schalotte • ¼ grüne Mango • 1 kleine rote Chilischote • 6 Stängel Schnittlauch •
1 TL Weißweinessig • 2 EL Olivenöl

1. Den Brokkoli und den Blumenkohl waschen und in einzelne Röschen teilen. 10 Minuten im Dampfgarer oder in einem Topf mit etwas Wasser im Dämpfeinsatz garen.

2. Die Sauce zubereiten: Die Kirschtomaten klein würfeln. Die Schalotte schälen und fein hacken. Die Mango schälen und ganz klein würfeln. Die Chilischote waschen, entkernen und fein hacken. Den Schnittlauch hacken und alles mit Essig, Öl und 1 EL Wasser verrühren. Beiseitestellen.

3. Die Gurke waschen und ungeschält mit dem Gemüsehobel in sehr dünne Scheiben schneiden. Den Babyspinat waschen und trocken schleudern. Das gegarte Gemüse, Gurkenscheiben und Spinat auf vier Tellern anrichten und mit der Mangosauce servieren.

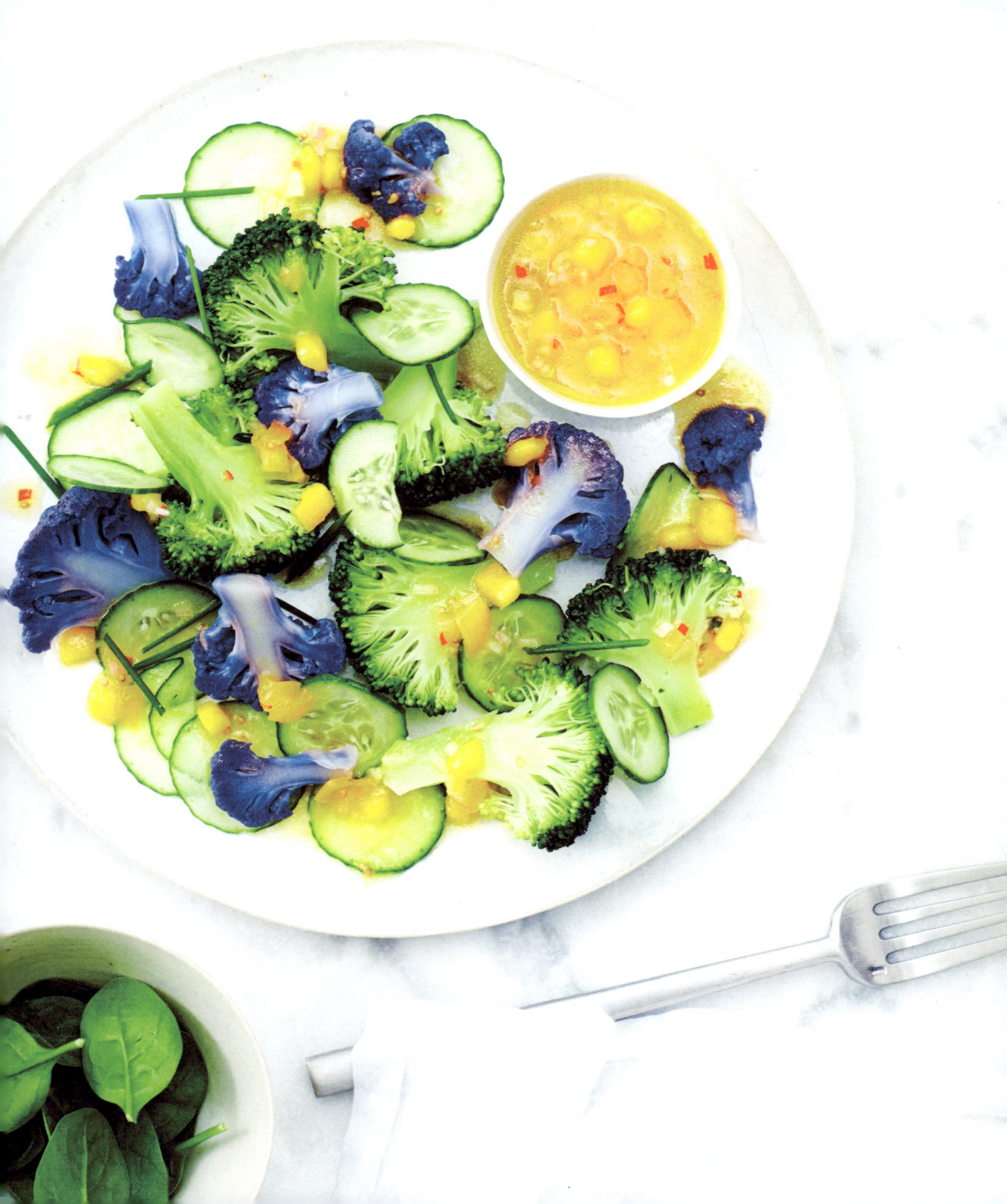

Für **4** Personen
Zubereitungszeit: **10** Minuten
Backzeit: **20** Minuten
Budget: €€

SALAT MIT MISO-AUBERGINEN, BUCHWEIZEN UND RUCOLA

1 Stück Ingwer (2 cm) • 2 Knoblauchzehen • 1 kleine rote Chilischote • 1 EL rote Miso-Paste •
1 EL Reisessig • 1 EL Sojasauce • 2 kleine Auberginen • 200 g Buchweizen • 50 g Rucola •
10 Stängel Koriandergrün • einige Stängel violettes Basilikum (nach Belieben)

1. Den Backofen auf 180 °C vorheizen. Den Ingwer schälen und reiben. Die Knoblauchzehen schälen und zerdrücken. Die Chilischote waschen, entkernen und fein hacken. Die Miso-Paste mit Essig, Sojasauce, Ingwer, Knoblauch und Chilischote mischen.

2. Die Auberginen der Länge nach vierteln. Die Schnittflächen mit dem Messer gitterförmig einritzen und mit der Miso-Mischung bepinseln. Die Auberginenviertel auf ein mit Backpapier belegtes Blech geben und 20 Minuten im Ofen backen.

3. Inzwischen den Buchweizen laut Packungsangabe garen und beiseitestellen. Den Rucola waschen und trocken schleudern. Das Koriandergrün waschen, trocknen, die Blättchen von den Stängeln zupfen und klein schneiden. Unter den abgetropften Buchweizen mischen. Die Auberginen mit dem Rucola und dem Buchweizen anrichten, mit einigen Basilikumblättern garnieren und servieren.

GESUNDHEITSINFO
Buchweizen enthält, anders als Weizen, kein Gluten. Er ist leicht bekömmlich, reich an Ballaststoffen und seine antioxidative Wirkung ist deutlich höher als die anderer Getreidesorten wie Weizen oder Roggen.

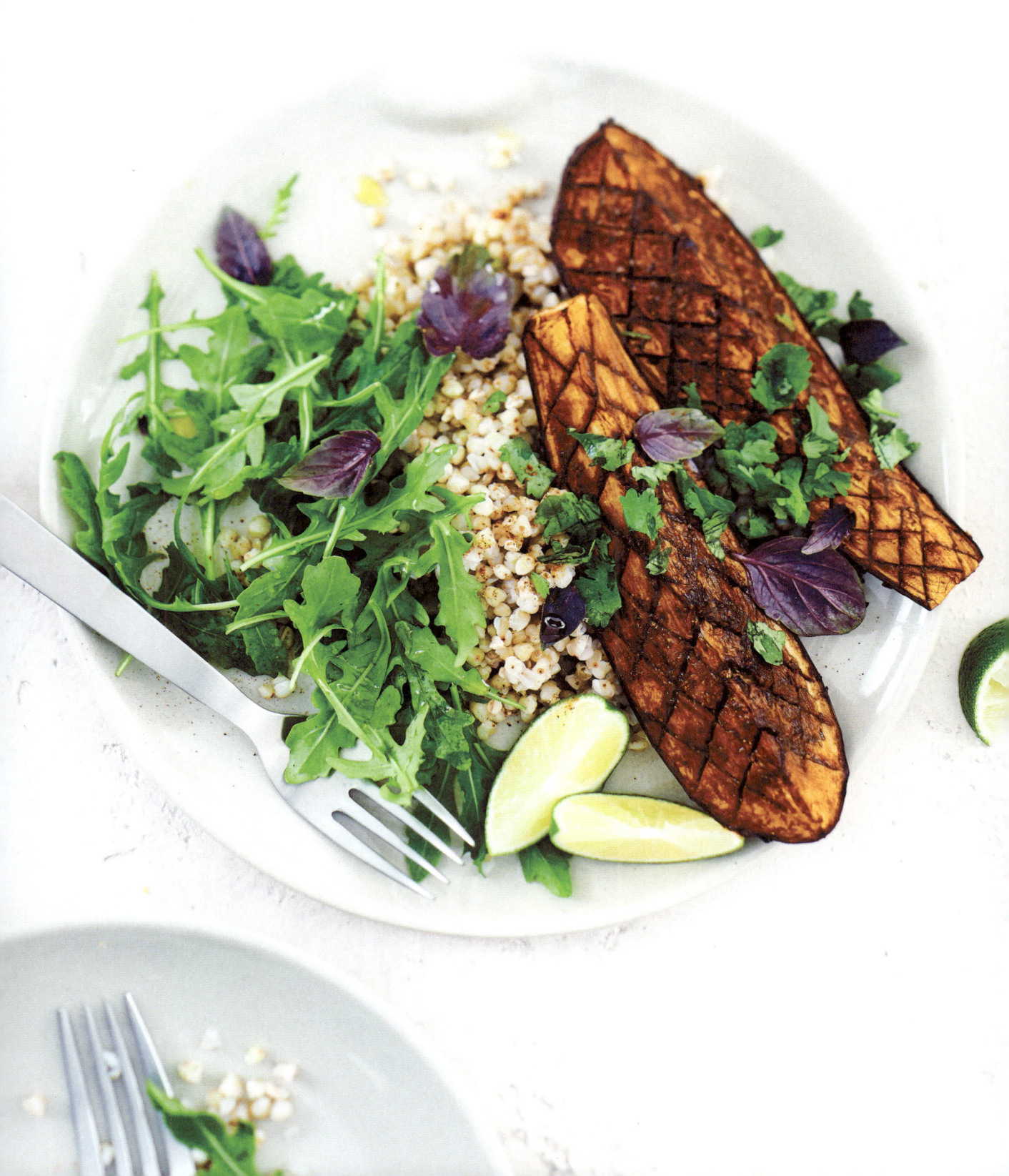

EINFACH

Für **4** Personen
Zubereitungszeit: **15** Minuten
Garzeit: **20** Minuten
Ruhezeit: **1** Stunde
Budget: €€

GRÜNKOHL-BULGUR-SALAT MIT HIMBEEREN UND PISTAZIEN

*400 g Grünkohl • Saft von 1 Zitrone • 2 EL Olivenöl • 1 EL weißer Balsamico-Essig • 200 g Bulgur •
1 EL Pistazien • 200 g Himbeeren • Salz*

1. Den Grünkohl waschen und die Rippen entfernen, sodass nur die weichen Blatt-teile übrig bleiben (siehe Grundtechniken, Seite 21). Die Blätter grob hacken, in eine Schüssel geben und Zitronensaft, Olivenöl und Essig dazugeben. 1 Prise Salz zu-fügen. Die Blätter 3 Minuten sorgfältig mit den Händen »durchkneten« und den Salat anschließend 1 Stunde ruhen lassen.

2. Währenddessen den Bulgur laut Packungsanweisung garen, abtropfen lassen und mit etwas Salz würzen. Die Pistazien grob hacken und zusammen mit den Himbeeren unter den Bulgur mischen. Wenn der Grünkohl schön zart ist, die Blätter ebenfalls unter den Bulgur heben und den Salat servieren.

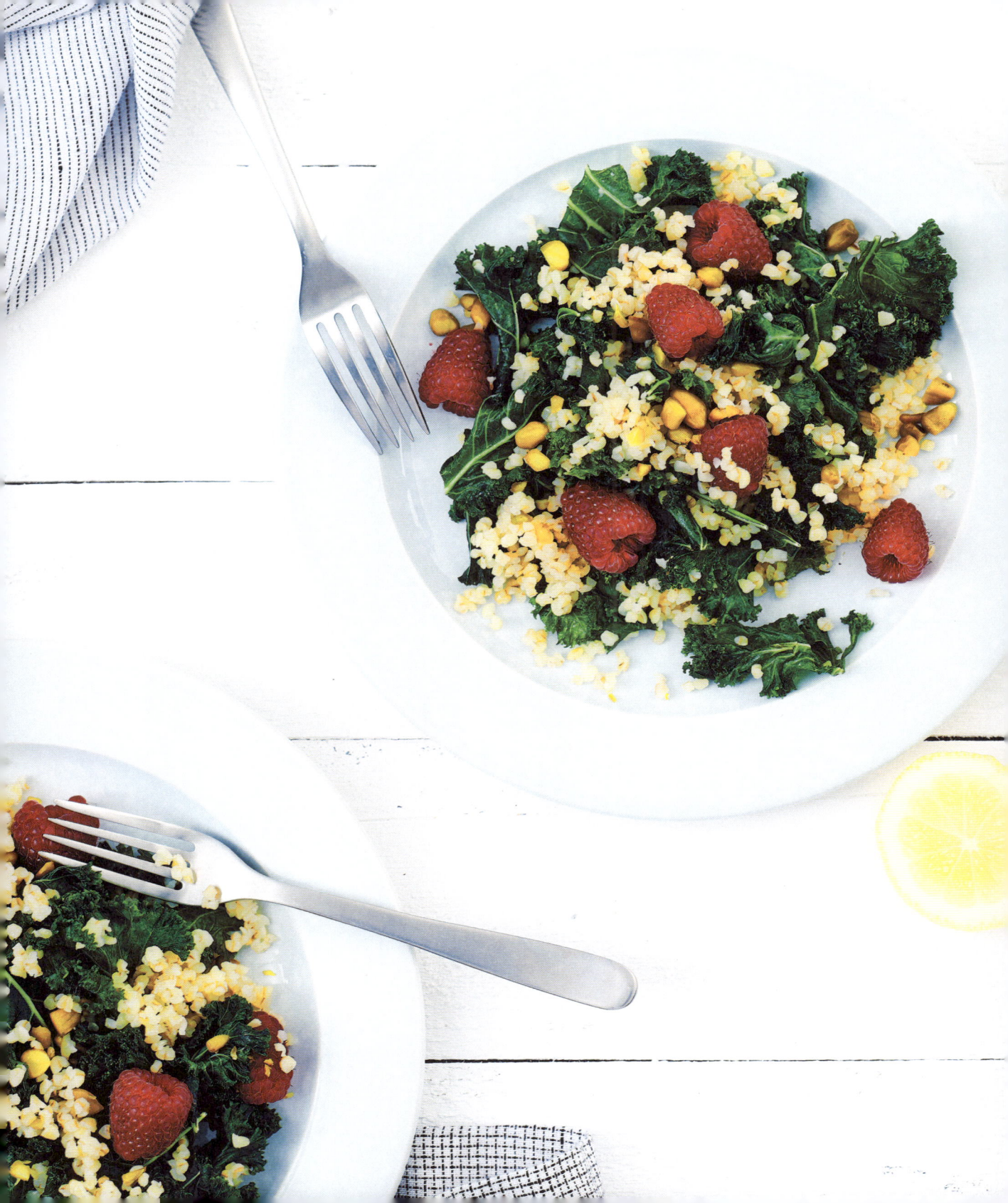

Für **4** Personen
Zubereitungszeit: **15** Minuten
Garzeit: **5** Minuten
Budget: €€

RETTICH-RADIESCHEN-SALAT MIT GRAPEFRUIT, ORANGE UND CRANBERRYS

1 schwarzer Rettich • ½ Bund Radieschen • 1 Orange • 1 Grapefruit • 100 ml Cranberrysaft • 2 EL Olivenöl • 1 EL Cranberrys • einige Johannisbeeren • einige Stängel Kerbel

1. Den Rettich und die Radieschen waschen und in hauchdünne Scheiben schneiden. Die Orange und die Grapefruit in Filets schneiden.

2. Die Sauce zubereiten: Den Cranberrysaft in einem kleinen Topf kurz aufkochen und einige Minuten köcheln lassen, bis ein Teil der Flüssigkeit verdampft ist. Dann den Saft mit dem Olivenöl verrühren.

3. Die Rettich- und Radieschenscheiben sowie die Zitrusfilets auf den Tellern anrichten, die Cranberrys und die Johannisbeeren darauf verteilen, mit Kerbel garnieren und den Salat mit der Sauce servieren.

GESUNDHEITSINFO
Die Cranberry (auch Kranichbeere oder Großfrüchtige Moosbeere) wird heute als die Frucht mit der höchsten antioxidativen Wirkung eingeschätzt. Ihr Verzehr beugt Harnwegsentzündungen vor.

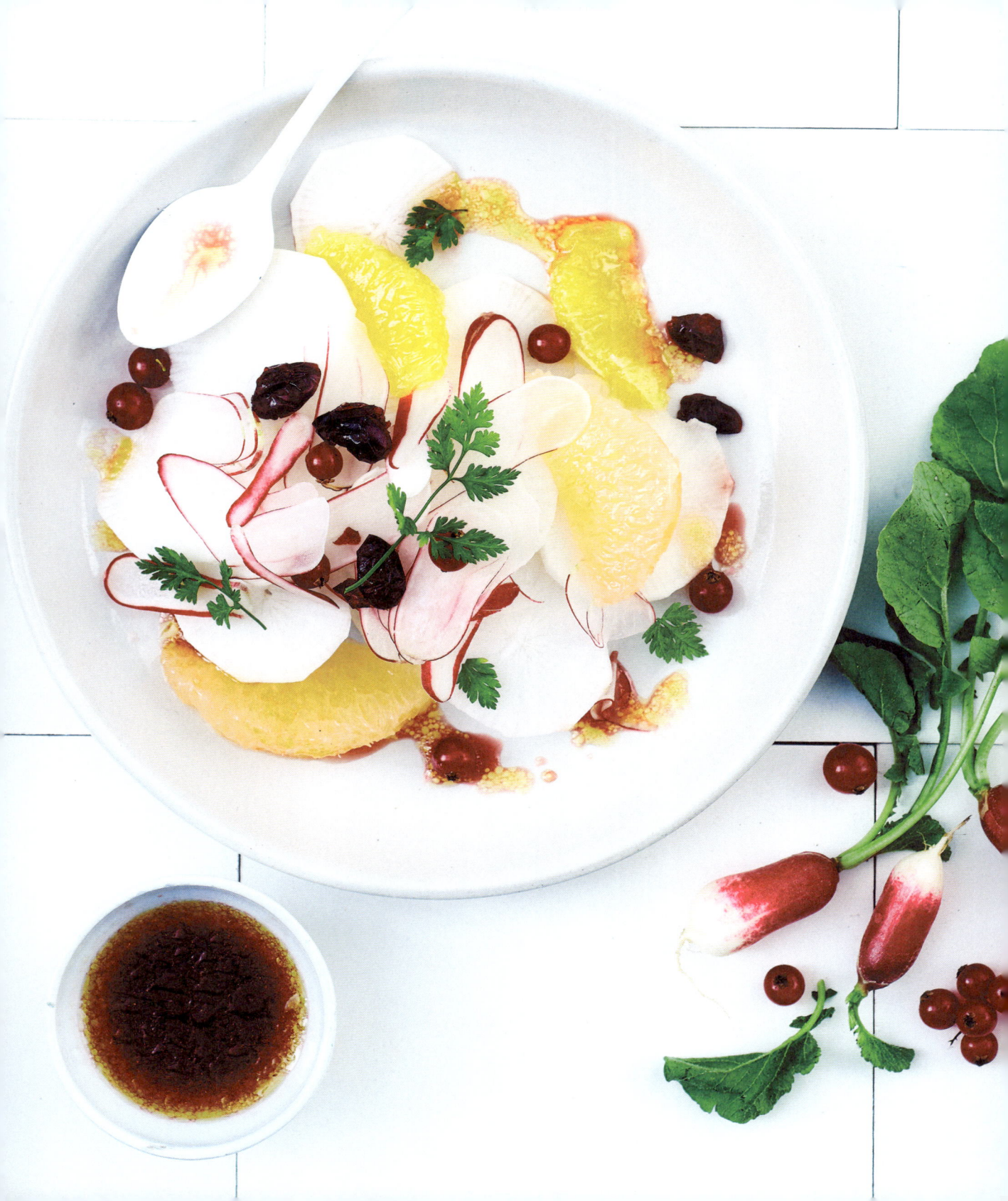

Für **4** Personen
Zubereitungszeit: **20** Minuten
Garzeit: **20** Minuten
Ruhezeit: **30** Minuten
Budget: €€

VOLLKORNREISSALAT MIT MARINIERTEM LACHS UND FRÜHLINGSGEMÜSE

1 Stück Ingwer (1 cm) • 300 g Lachsfilet • Saft von 1 Zitrone • 1 EL Olivenöl • 200 g Vollkornreis •
8 Stangen grüner Spargel • 200 g gepalte Erbsen • 200 g Zuckerschoten • 4 Stängel Koriander-
grün • 1 Handvoll Lauchkeimlinge

1. Den Ingwer schälen und reiben. Den Lachs in sehr dünne Scheiben schneiden. Den Zitronensaft mit dem Ingwer und dem Olivenöl mischen und den Fisch damit beträufeln. 30 Minuten kalt stellen und marinieren lassen.

2. Inzwischen den Reis laut Packungsanweisung garen. Unter kaltem Wasser abspülen und abtropfen lassen. Den Spargel gegebenenfalls im unteren Drittel schälen und in etwa 4 cm lange Stücke schneiden. Spargelstücke, Erbsen und Zuckerschoten waschen und 5 Minuten im Dampfgarer oder in einem Topf mit etwas Wasser im Dämpfeinsatz garen.

3. Das Koriandergrün waschen, trocknen, die Blättchen von den Stängeln zupfen und klein schneiden. Den marinierten Lachs mit dem Reis und dem Gemüse anrichten, mit Keimlingen und dem Koriandergrün bestreuen und servieren.

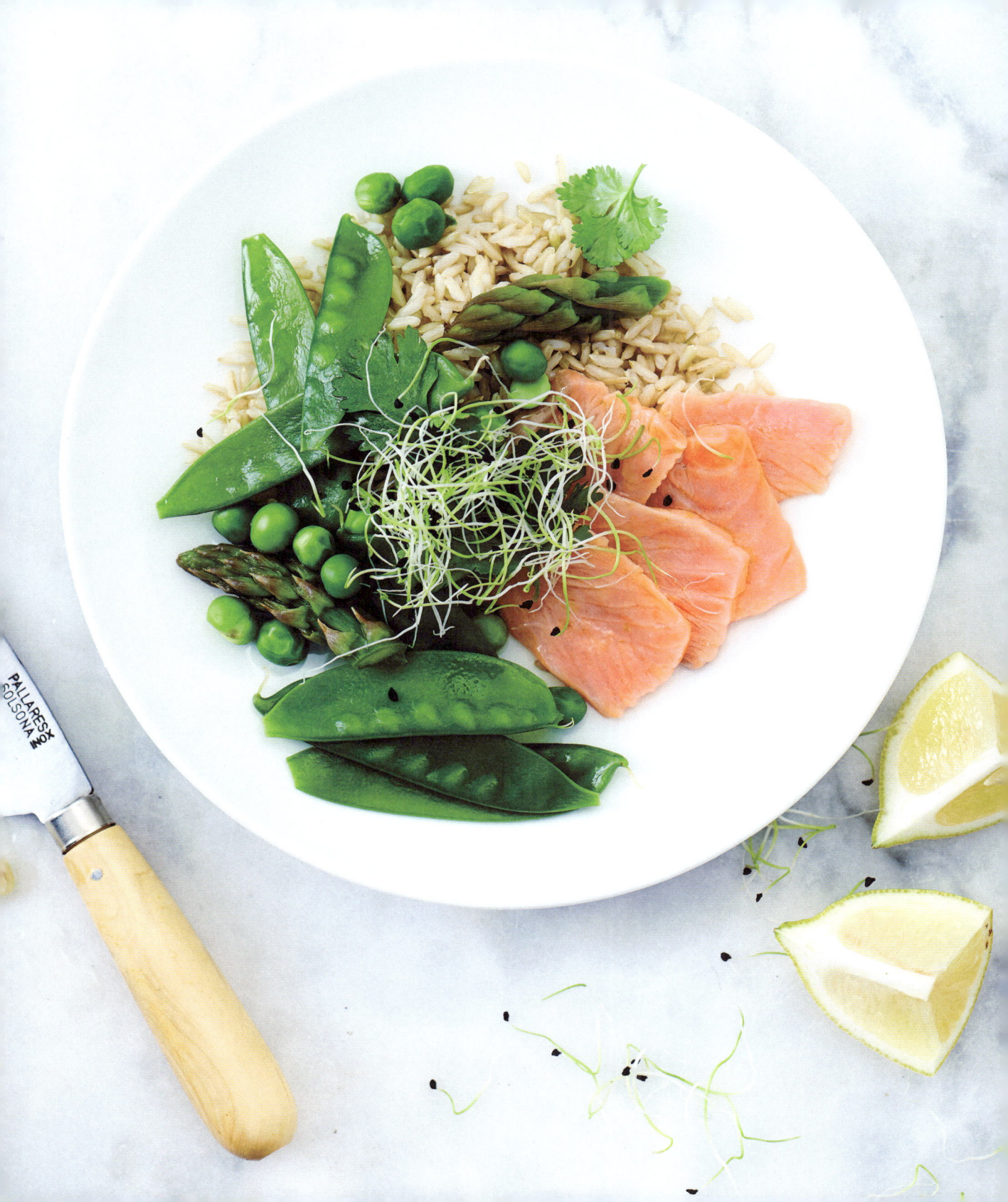

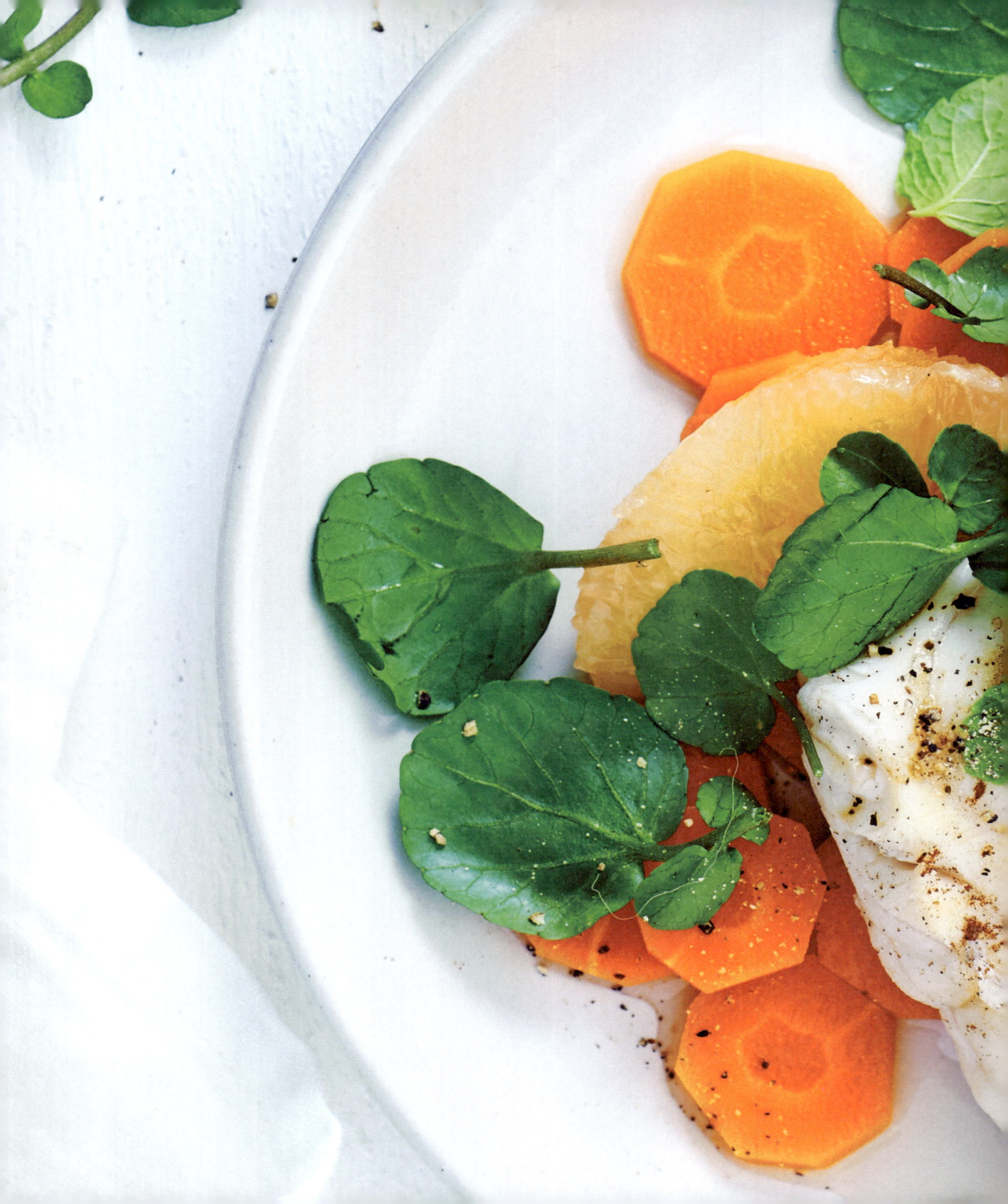

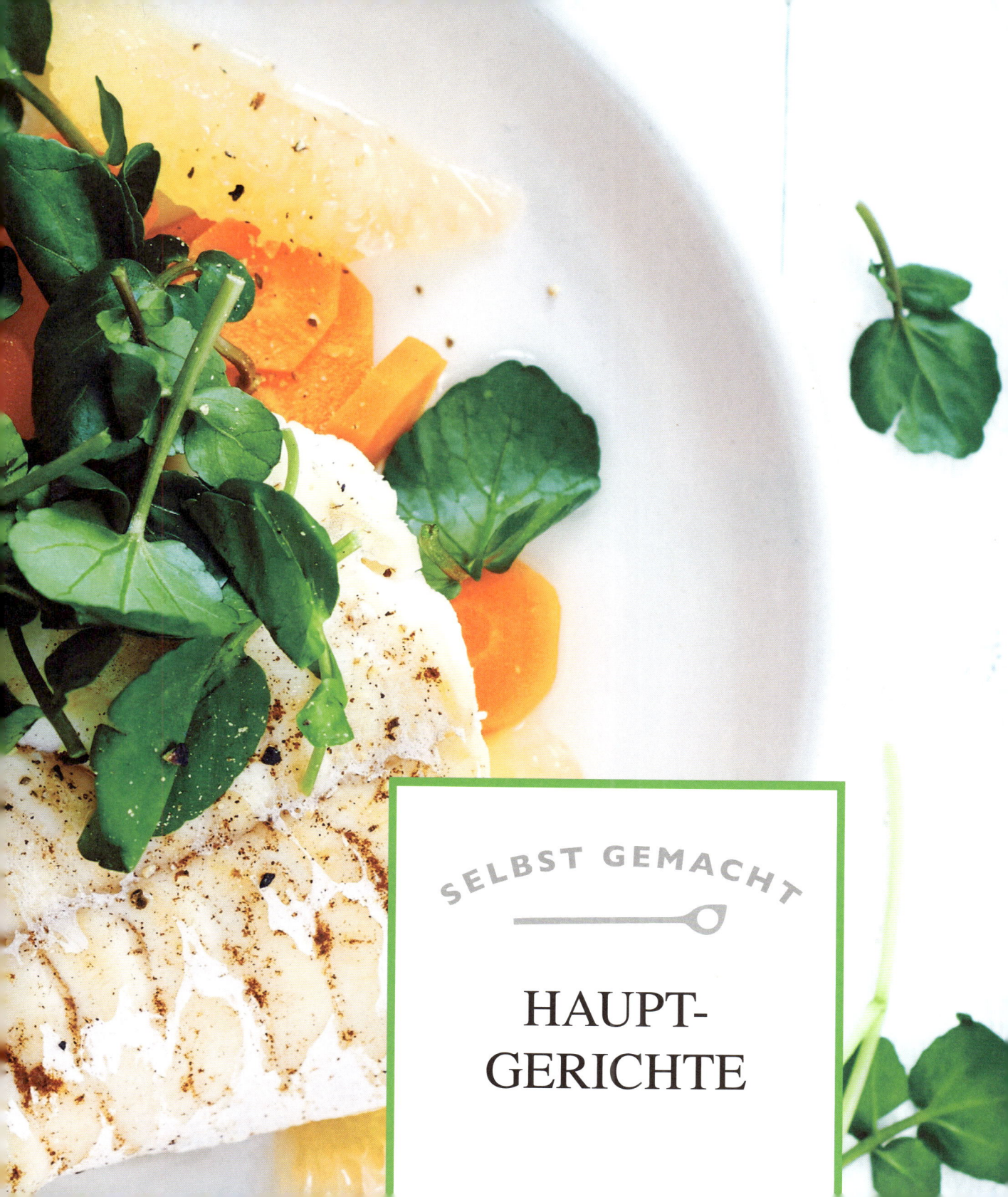

HAUPT-GERICHTE

Für **4** Personen
Zubereitungszeit: **15** Minuten
Garzeit: **8** Minuten
Budget: €€

INGWERWIRSING UND RIESEN-GARNELEN IN KOKOSMILCH

½ Wirsing • 2 Frühlingszwiebeln • 16 rohe Riesengarnelen • 1 Stück Ingwer (1 cm) •
2 TL Currypulver • 4 EL Kokosmilch • Saft von ½ Limette • 1 Prise Cayennepfeffer •
4 Stängel Koriandergrün • Salz

1. Die Wirsingblätter vom Kohlkopf lösen und einzeln waschen. Die harten Rippen entfernen und die Blätter grob hacken. Die Frühlingszwiebeln waschen, putzen und in dünne Ringe schneiden. Die Riesengarnelen bis auf den Schwanzfächer schälen, den Rücken mit einem spitzen Messer einritzen und den Darm entfernen. Das Ingwerstück schälen. Den Wirsing und die Frühlingszwiebeln 5 Minuten im Dampfgarer oder in einem Topf mit etwas Wasser im Dämpfeinsatz garen, dabei den Ingwer für das Aroma im Ganzen ins Kochwasser geben.

2. Wirsing und Frühlingszwiebeln herausnehmen. Die mit etwas Currypulver bestäubten Riesengarnelen in den mit Backpapier ausgekleideten Dämpfkorb oder -einsatz legen und 3 Minuten garen.

3. Die Kokosmilch mit dem Limettensaft, dem Cayennepfeffer, etwas Currypulver sowie ein wenig Salz verrühren. Das Koriandergrün waschen, trocknen, die Blättchen von den Stängeln zupfen und klein schneiden. Den Wirsing mit den Garnelen und der Kokosmilchsauce mischen und mit Koriandergrün bestreut servieren.

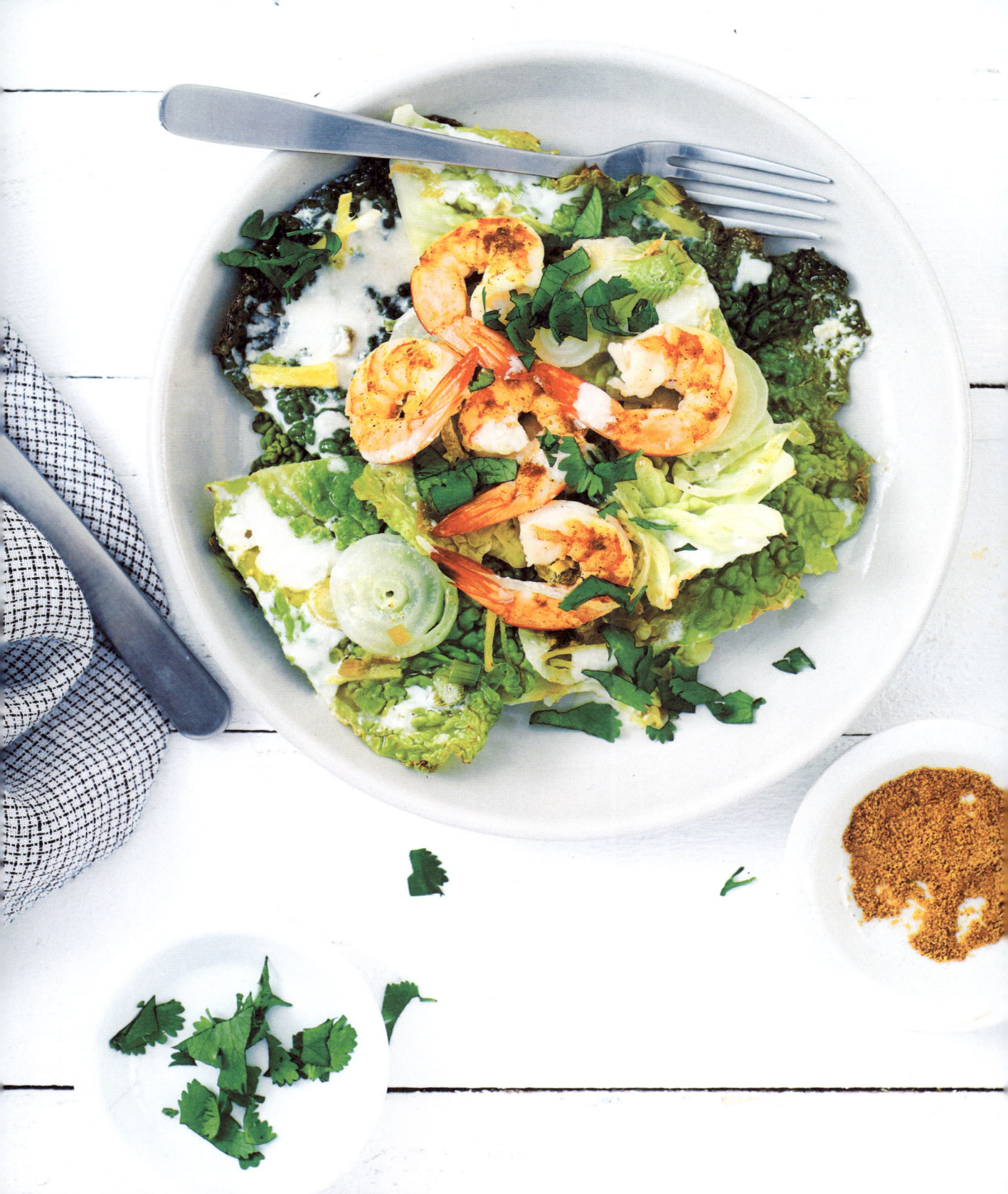

Für **4** Personen
Zubereitungszeit: **15** Minuten
Marinierzeit: **10** Minuten
Garzeit: **8** Minuten
Budget: €€

BUNTE MÖHRCHEN MIT KANINCHEN UND SENF

600 g Kaninchenrückenfilet • 8 Stängel Estragon • 2 EL Olivenöl • 10 kleinere bunte Möhren •
1 EL Senfkörner • 4 EL Sojasahne • 2 EL Senf • 1 TL Ahornsirup • einige Fenchelblüten (nach
Belieben) • Salz und Pfeffer

Außerdem:
Dampfgarer

1. Die Kaninchenrückenfilets mit der Hälfte des Estragons und dem Olivenöl 10 Minuten marinieren. Die Möhren schälen und der Länge nach halbieren. Die Möhrchenhälften und die Filets in den Garbehälter eines Dampfgarers füllen, mit den Senfkörnern bestreuen und 2 Stängel Estragon für das Aroma dazugeben. Den Dampfgarer mit dem Deckel verschließen und den Inhalt 8 Minuten garen.

2. Inzwischen die Sojasahne mit dem Senf und dem Ahornsirup verrühren und mit Salz und Pfeffer abschmecken. Die Möhrchen und die in Stücke geschnittenen Kaninchenrückenfilets auf den Tellern anrichten, mit einigen Estragonblättern und Fenchelblüten, falls verwendet, garnieren und mit der Sauce servieren.

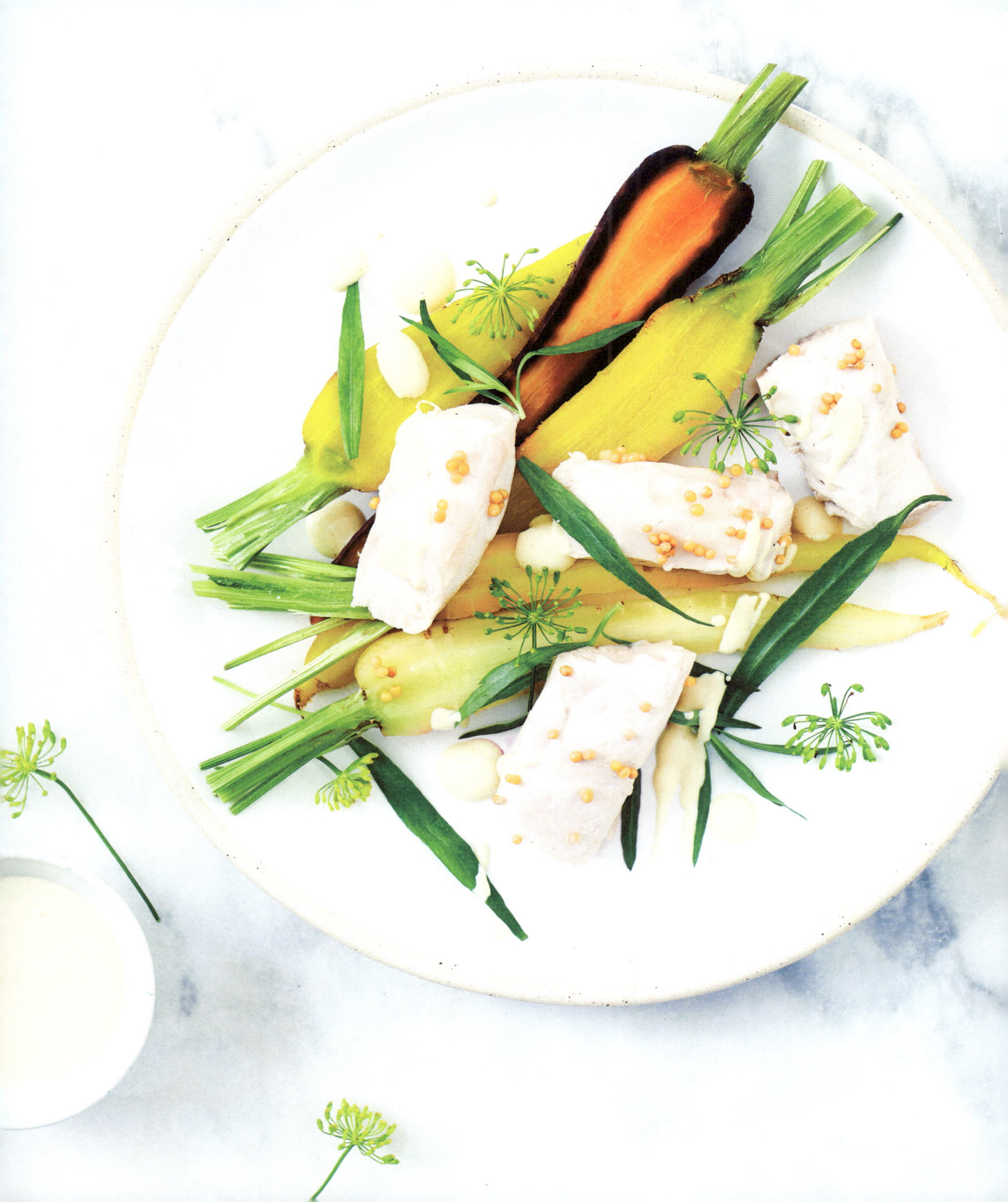

Für **4** Personen
Zubereitungszeit: **15** Minuten
Garzeit: **5–10** Minuten
Marinierzeit: **20** Minuten
Budget: €€

KNACKIGES GEMÜSE MIT KRÄUTERTOFU

2 Stängel Kerbel • 2 Stängel Koriandergrün • 2 Stängel Schnittlauch • 2 Stängel Minze •
300 g Tofu natur • 1 TL Garam masala • 1 EL Sojasauce • 1 Stange Lauch • 1 Zucchini •
2 grüne Tomaten • 100 g Zuckerschoten • 1 EL Olivenöl • Salz und Pfeffer

1. Alle Kräuter waschen, falls nötig die Blätter von den Stängeln zupfen und fein hacken. Den Tofu in Würfel oder längliche Stücke schneiden. In einer Schüssel mit den gehackten Kräutern, dem Garam masala und der Sojasauce mischen. 20 Minuten marinieren lassen.

2. Das Gemüse waschen. Den Lauch an den Enden kappen, die äußeren Blätter entfernen und den Lauch in Ringe schneiden. Die Zucchini in dünne Scheiben schneiden und die Tomaten vierteln. Die Zuckerschoten und den Lauch zusammen mit dem Tofu 5–10 Minuten im Dampfgarer oder in einem Topf mit Dämpfeinsatz garen. Das gegarte und das rohe Gemüse mit dem Tofu auf Tellern anrichten, mit etwas Salz und Pfeffer würzen und mit ein wenig Olivenöl beträufelt servieren.

GESUNDHEITSINFO
Als Quelle von qualitativ hochwertigem Eiweiß ist Tofu eine hervorragende Alternative zu Fisch und Fleisch. Seine ungesättigten Fettsäuren helfen, das Herz-Kreislauf-System zu schützen. Zudem ist Tofu ein guter Kalzium- und Magnesiumlieferant.

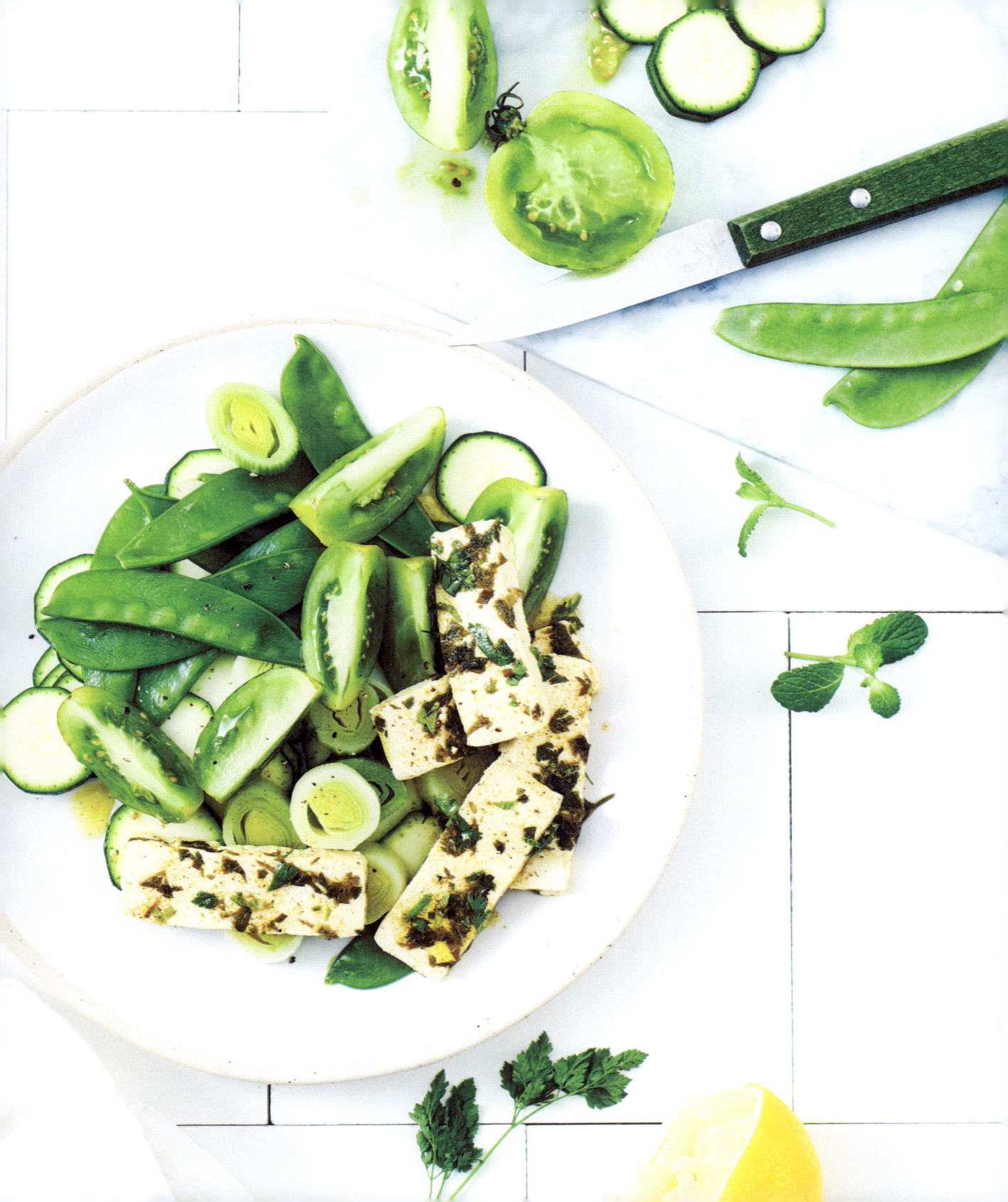

EINFACH

Für **4** Personen
Zubereitungszeit: **15** Minuten
Backzeit: **15** Minuten
Marinierzeit: **20** Minuten
Budget: €€

BUTTERNUSSKÜRBIS UND SALBEI-PUTENBRUST AUS DEM PÄCKCHEN

400 g Putenbrustfilet • 1 Handvoll Salbeiblätter • 2 EL Walnussöl • 1 Prise Muskatnuss • 400 g Butternusskürbis • 2 Frühlingszwiebeln • Salz

1. Die Putenbrustfilets in Stücke schneiden. Die Salbeiblätter waschen und trocknen. Das Putenfleisch in einem tiefen Teller mit dem Walnussöl, dem Salbei und der Muskatnuss mischen und 20 Minuten kühl gestellt marinieren lassen.

2. Den Backofen auf 200 °C vorheizen. Den Kürbis schälen, die Kerne entfernen und das Fruchtfleisch in dünne Scheiben schneiden. Die Frühlingszwiebeln waschen, die Wurzeln entfernen und die Zwiebeln der Länge nach halbieren.

3. Vier große Rechtecke aus Back- oder Pergamentpapier zuschneiden (siehe Grundtechniken, Seite 22). Die Kürbisscheiben auf die Rechtecke verteilen, je 1 Frühlingszwiebelhälfte dazugeben und etwas salzen. Das Putenfleisch mitsamt der Marinade darauf verteilen. Die Päckchen verschließen und 15 Minuten im Ofen garen. Heiß servieren.

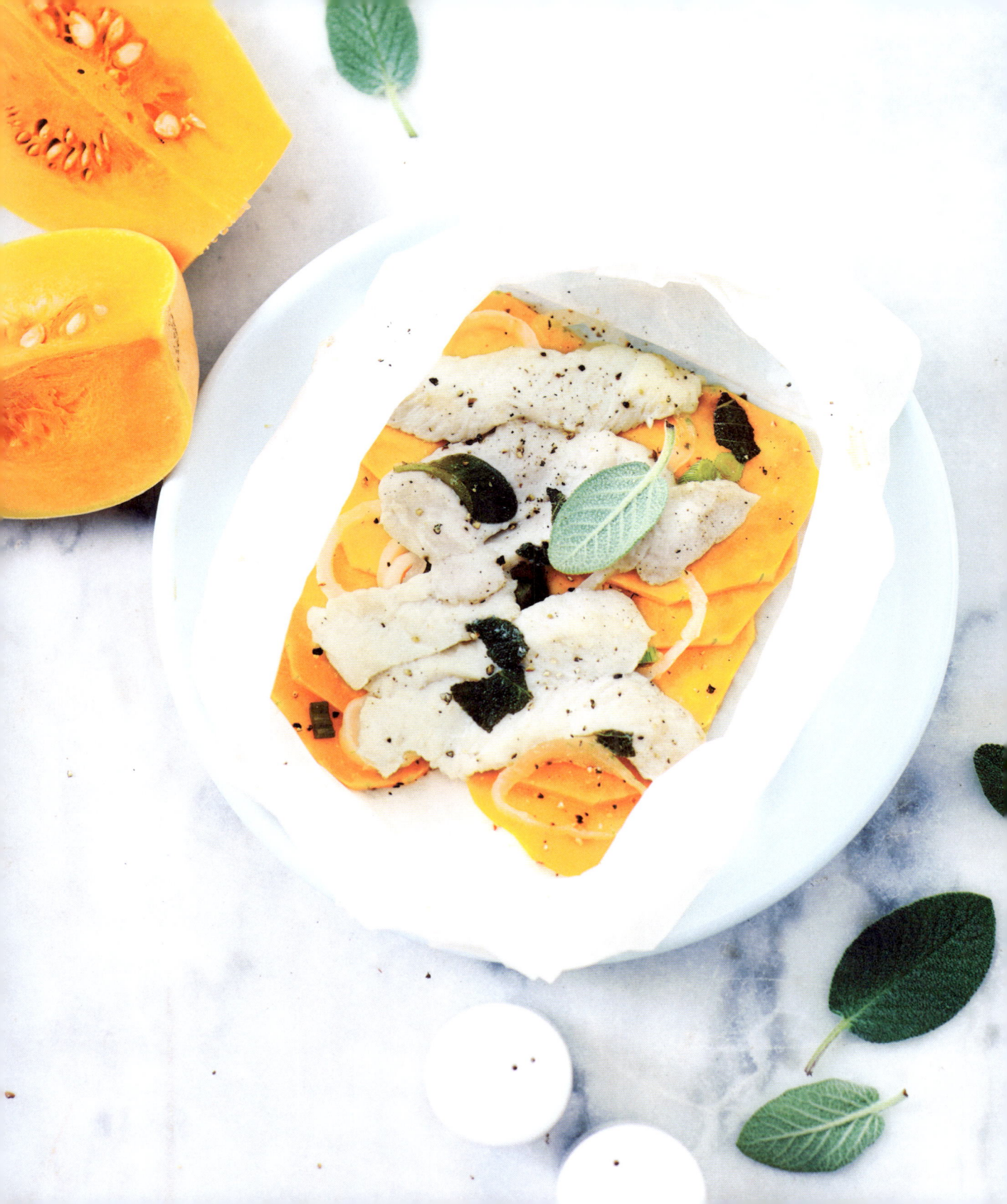

EINFACH

Für **4** Personen
Zubereitungszeit: **10** Minuten
Backzeit: **15** Minuten
Marinierzeit: **20** Minuten
Budget: €€

GRÜNES GEMÜSE MIT LACHS AUS DEM PÄCKCHEN

*400 g Lachsfilet • Saft von 1 Zitrone • 1 EL Olivenöl • 1 EL Sesamöl • 1 EL Sojasauce •
4 Stangen grüner Spargel • 200 g grüne Bohnen • 2 Stangen Staudensellerie • 100 g Babyspinat •
200 g Erbsen • 2 Stängel Schnittlauch*

1. Den Lachs in größere Würfel schneiden. Zitronensaft, Olivenöl, Sesamöl und Sojasauce in einer Schüssel mischen. Die Lachsstücke hineingeben, durchmischen, kalt
   stellen und 20 Minuten in der Marinade ziehen lassen. Den Backofen auf 200 °C
   vorheizen.

2. Das Gemüse waschen. Den Spargel ggf. im unteren Drittel schälen, die Enden
   abschneiden und die Stangen in Scheibchen schneiden. Die Bohnen an beiden Enden
   kappen und, falls vorhanden, die Fäden entfernen. Den Staudensellerie in Scheibchen
   schneiden. Den Spinat waschen und trocken schleudern. Den Schnittlauch waschen,
   trocknen und in Röllchen schneiden.

3. Vier große Rechtecke aus Back- oder Pergamentpapier zuschneiden (siehe Grundtechniken, Seite 22). Den Spinat, die Erbsen und das übrige Gemüse auf die Rechtecke
   verteilen, die Lachsstücke und den Schnittlauch daraufgeben und mit der Marinade
   beträufeln. Die Päckchen verschließen und 15 Minuten im Ofen garen.

GESUNDHEITSINFO

Lachs enthält für den Körper essenzielle Omega-3-Fettsäuren, die der Organismus
nicht selbst synthetisieren kann. Omega-3-Fettsäuren tragen zu einem gesunden Herz-
Kreislauf-System sowie zu einem gut funktionierenden Immunsystem und Hormon-
haushalt bei.

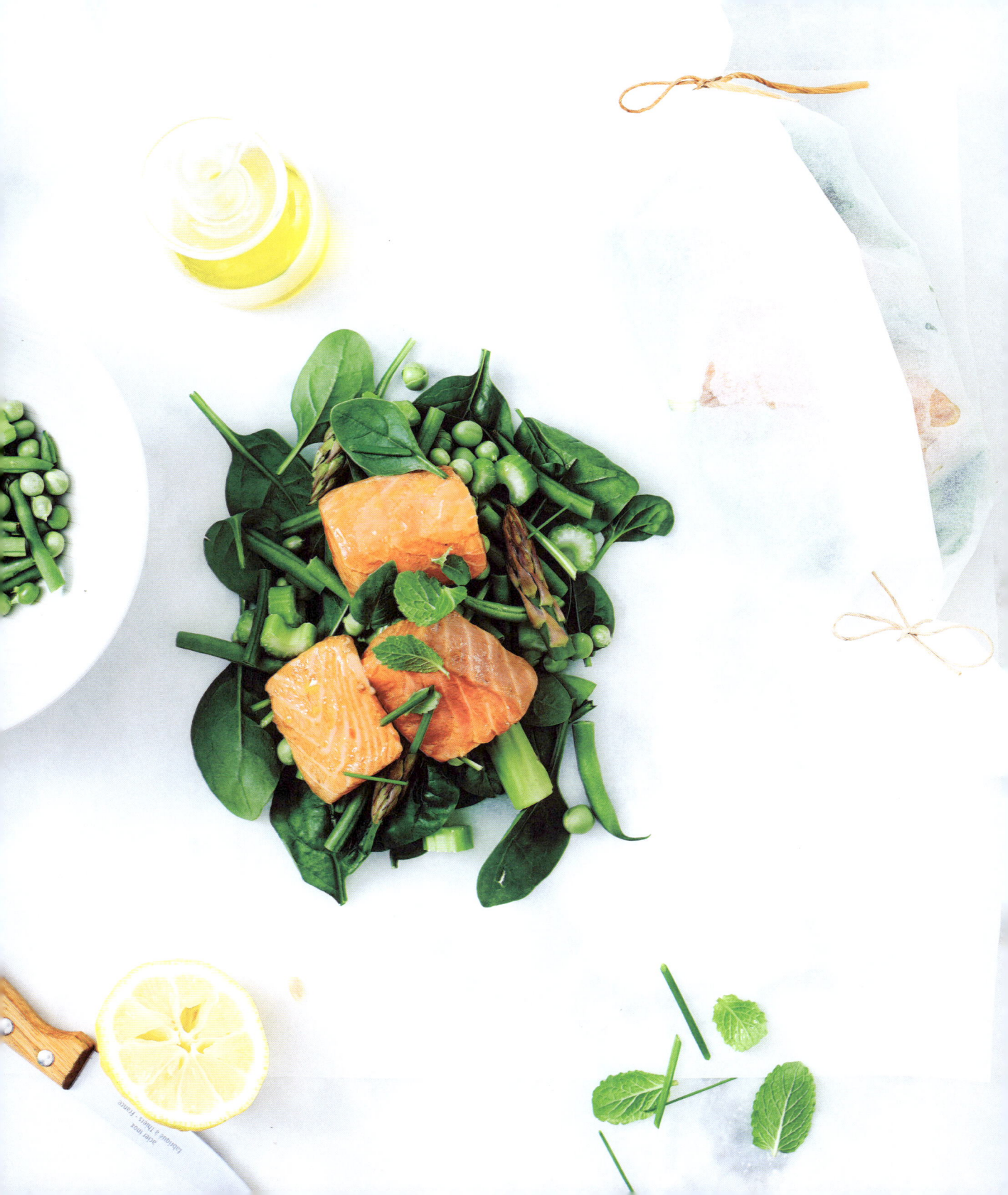

EINFACH

Für **4** Personen
Zubereitungszeit: **15** Minuten
Backzeit: **15** Minuten
Marinierzeit: **20** Minuten
Budget: €€

MISO-MAKRELE MIT LAUCH UND SCHWARZEM RETTICH

1 EL Miso-Paste • 2 EL Reisessig • 1 EL Sojasauce • 8 Makrelenfilets • 1 schwarzer Rettich •
1 Stange Lauch • 4 Stängel Schnittlauch

1. Die Miso-Paste mit dem Reisessig, der Sojasauce und 1 EL Wasser vermischen. Die Makrelenfilets auf einen flachen Teller legen und mit der Marinade bedecken. Kalt stellen und 20 Minuten marinieren lassen. Den Backofen auf 200 °C vorheizen.

2. Vier große Rechtecke aus Back- oder Pergamentpapier zuschneiden (siehe Grundtechniken, Seite 22). Rettich und Lauch waschen. Den Rettich in dünne Scheiben und die Lauchstange in längere Abschnitte schneiden. Den Schnittlauch waschen, trocknen und in Röllchen schneiden. Lauch und Rettich auf die Papierrechtecke verteilen und die Makrelenfilets mit der Marinade daraufgeben. Mit Schnittlauch bestreuen und jeweils 1 EL Wasser zufügen. Die Päckchen verschließen und 15 Minuten im Ofen garen.

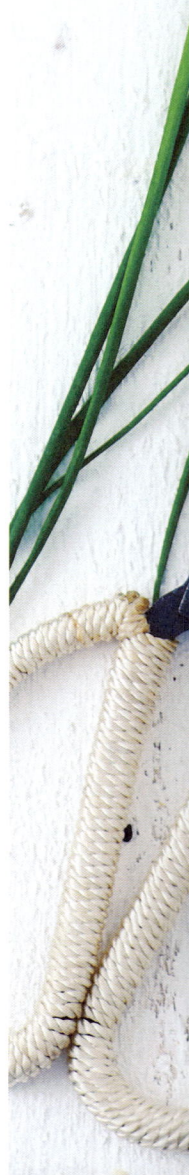

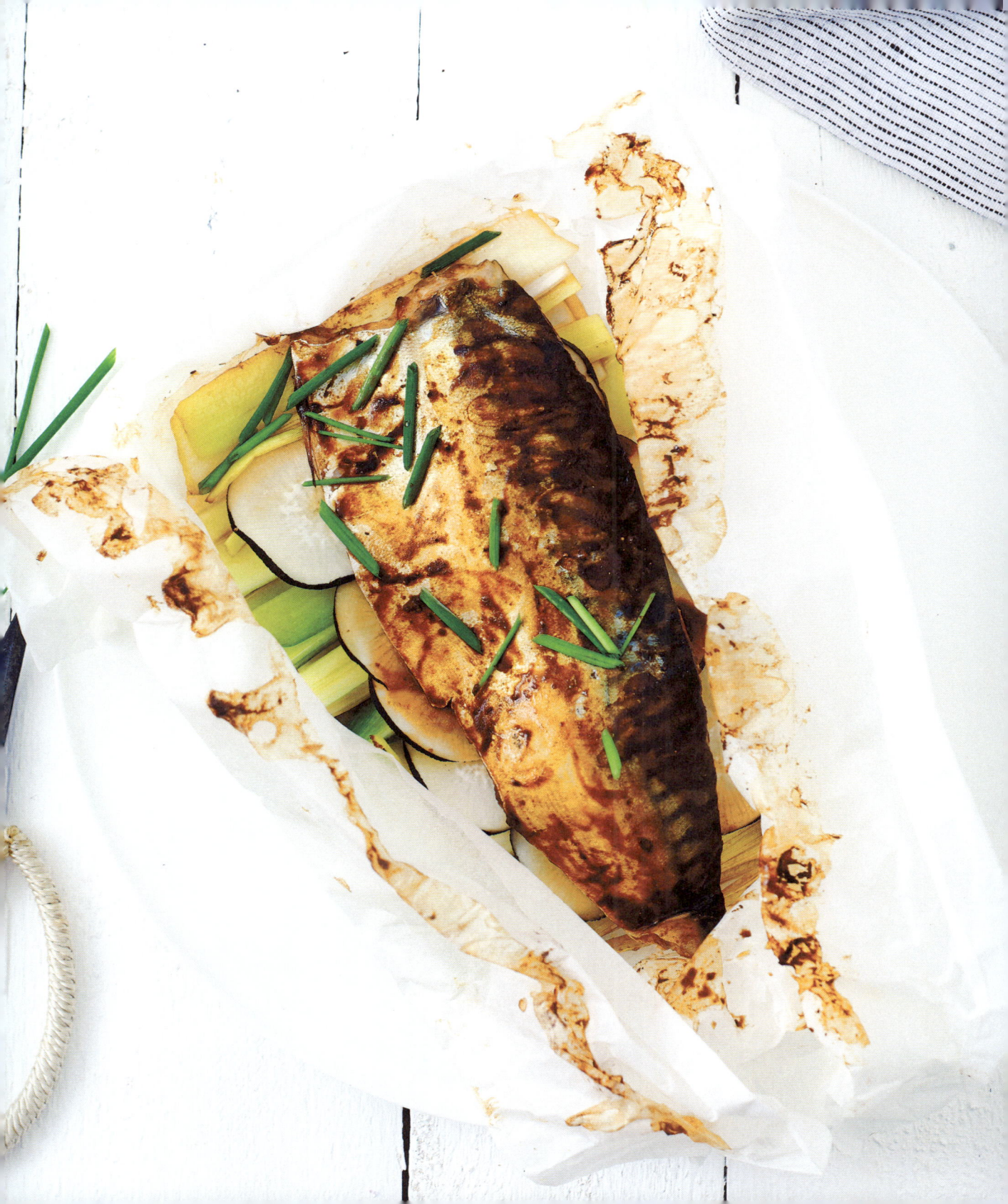

EINFACH

Für **4** Personen
Zubereitungszeit: **15** Minuten
Garzeit: **15** Minuten
Marinierzeit: **20** Minuten
Budget: €€

FISCHFILET MIT ZIMT, MÖHREN, GRAPEFRUIT UND BRUNNENKRESSE

2 Stängel Minze • 3 EL Olivenöl • 1 Prise gemahlener Zimt • 4 dicke Weißfischfilets (z. B. Lengfisch, Kabeljau oder Seelachs) • 1 Bund Brunnenkresse • 2 Möhren • 1 Grapefruit • Salz und Pfeffer

1. Die Minze waschen und trocknen. Aus 2 EL Olivenöl, Zimt und den ganzen Minzestängeln eine Marinade zubereiten. Die Fischfilets hineinlegen, kalt stellen und 20 Minuten ziehen lassen.

2. Die Brunnenkresse waschen und trocknen. Die Möhren schälen und in Scheiben schneiden. Die Grapefruit in Filets schneiden. Die Möhrenscheibchen im Garbehälter eines Dampfgarers oder in einem Topf mit Dämpfeinsatz 5 Minuten dämpfen.

3. Die Möhren aus dem Garbehälter bzw. Dämpfeinsatz herausnehmen und diesen mit Back- oder Pergamentpapier auslegen. Nun die marinierten Fischfilets hineingeben und 10 Minuten dampfgaren. Die Möhrenscheiben mit den Grapefruitfilets auf Tellern anrichten. Die Fischfilets daraufgeben, mit der Brunnenkresse garnieren, salzen, pfeffern und mit dem restlichen Olivenöl beträufelt servieren.

GESUNDHEITSINFO

Brunnenkresse ist reich an Kalzium und Antioxidantien: Karotin sowie Vitamin C und E. Sie enthält außerdem spezielle Verbindungen, die das Auge vor grünem Star und Makuladegeneration schützen.

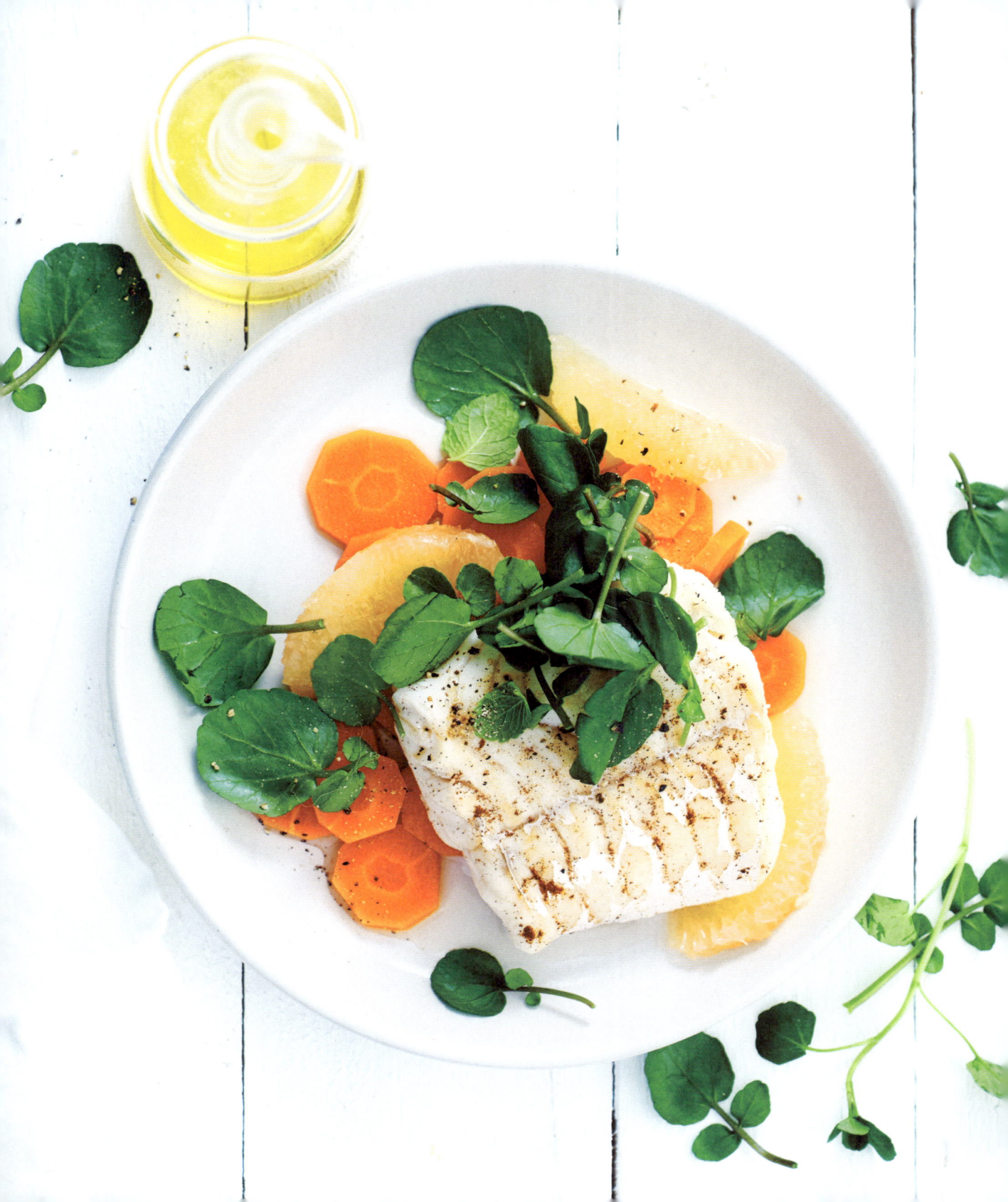

Für **4** Personen
Zubereitungszeit: **15** Minuten
Backzeit: **15** Minuten
Marinierzeit: **20** Minuten
Budget: €€

SELLERIEGEMÜSE MIT HÄHNCHENBRUST IN LEICHTER MEERRETTICHSAHNE

3 Stängel Petersilie • 3 EL Sojasahne • 1 EL Tafelmeerrettich • 4 Hähnchenbrustfilets à ca. 150 g • 1 EL Walnussöl • 400 g Knollensellerie • 2 Stangen Staudensellerie • 1 EL Walnusskerne • Salz und Pfeffer

1. Die Petersilie waschen, trocknen und die Blätter von den Stängeln zupfen. Mit der Sojasahne und dem Meerrettich im Mixer fein pürieren. Die Hähnchenbrustfilets in schmale Streifen schneiden. Die Meerrettich-Petersilien-Sahne mit dem Walnussöl zu einer Marinade verrühren und das Hähnchenfleisch etwa 20 Minuten darin ziehen lassen.

2. Den Backofen auf 200 °C vorheizen. Den Knollensellerie schälen und in kleine Würfel schneiden. Den Staudensellerie waschen und in Scheibchen schneiden. Die Walnusskerne grob hacken und unter die Selleriestücke mischen.

3. Vier große Rechtecke aus Back- oder Pergamentpapier zuschneiden (siehe Grundtechniken, Seite 22). Die Sellerie-Nuss-Mischung auf die Rechtecke verteilen, mit etwas Salz und Pfeffer würzen und die Hähnchenstreifen mit der Marinade daraufgeben. Jeweils 1 EL Wasser hinzufügen und die Päckchen verschließen. 15 Minuten im Ofen garen.

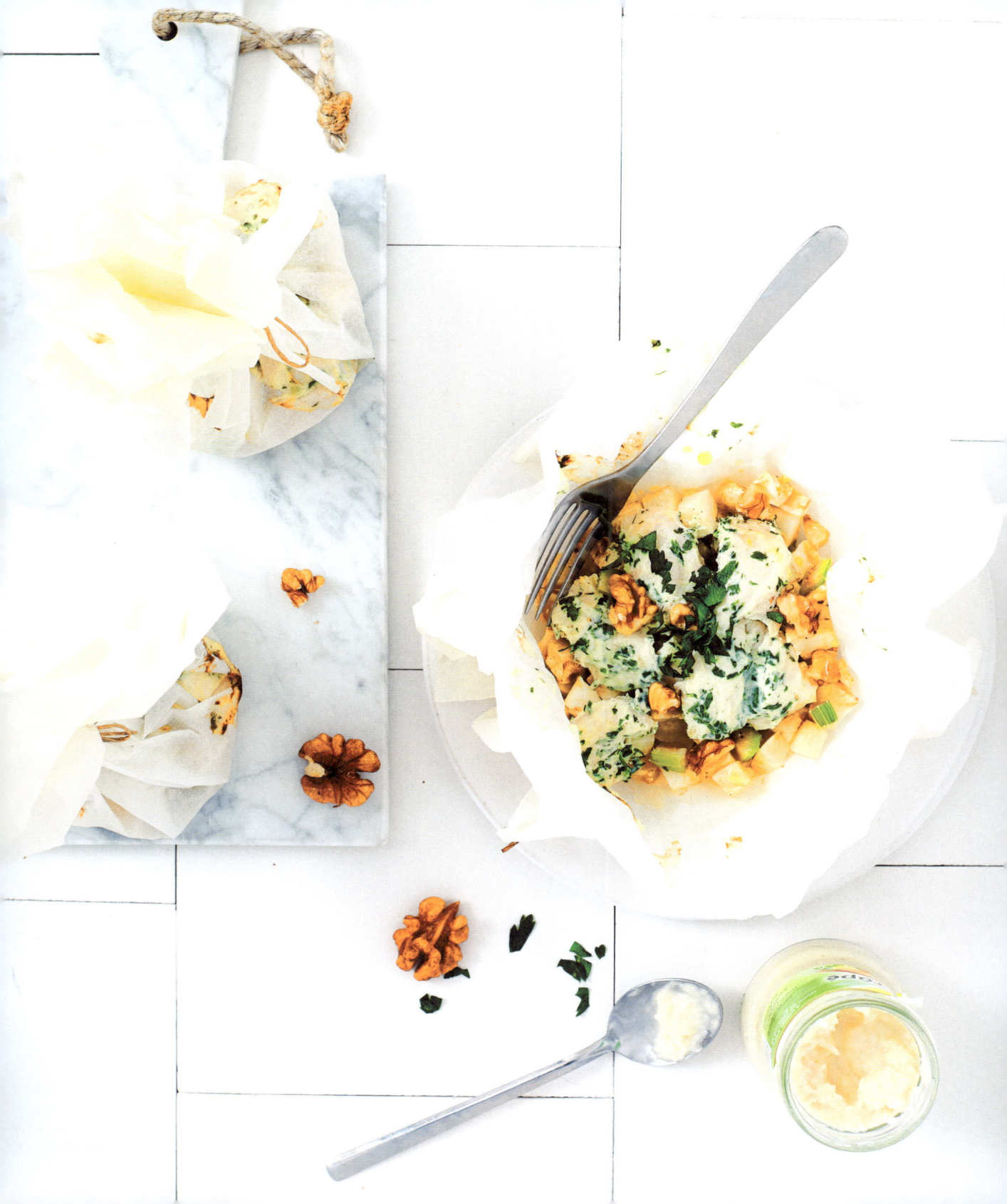

Für **4** Personen
Zubereitungszeit: **15** Minuten
Backzeit: **15** Minuten
Marinierzeit: **20** Minuten
Budget: €€€

JAKOBSMUSCHELN MIT SPINAT UND FRÜHLINGSZWIEBELN

16 ausgelöste Jakobsmuscheln • 2 EL Olivenöl • Saft von 1 Zitrone • 1 Prise gemahlene Kurkuma • 300 g Babyspinat • 2 Frühlingszwiebeln • Salz

1. Die Jakobsmuscheln abspülen und mit Küchenpapier trocken tupfen, auf einen Teller geben, mit Olivenöl und Zitronensaft beträufeln und mit Kurkuma bestreuen. 20 Minuten kalt stellen und marinieren lassen. Den Spinat waschen und trocken schleudern. Den Backofen auf 180 °C vorheizen.

2. Vier große Rechtecke aus Back- oder Pergamentpapier zuschneiden (siehe Grundtechniken, Seite 22). Den Spinat auf die Rechtecke verteilen. Die Frühlingszwiebeln waschen, putzen, in Ringe schneiden und zum Spinat geben. Die Jakobsmuscheln mitsamt der Marinade daraufsetzen und die Päckchen verschließen. 15 Minuten im Ofen garen. Mit je 1 Prise Salz würzen und servieren.

GESUNDHEITSINFO

Spinat hat aufgrund seiner vielen Ballaststoffe eine leicht abführende Wirkung. Er enthält außerdem viel Eisen, Magnesium, das gut gegen Stress wirkt, sowie Vitamin A und B_9 und strotzt nur so vor antioxidativen Stoffen.

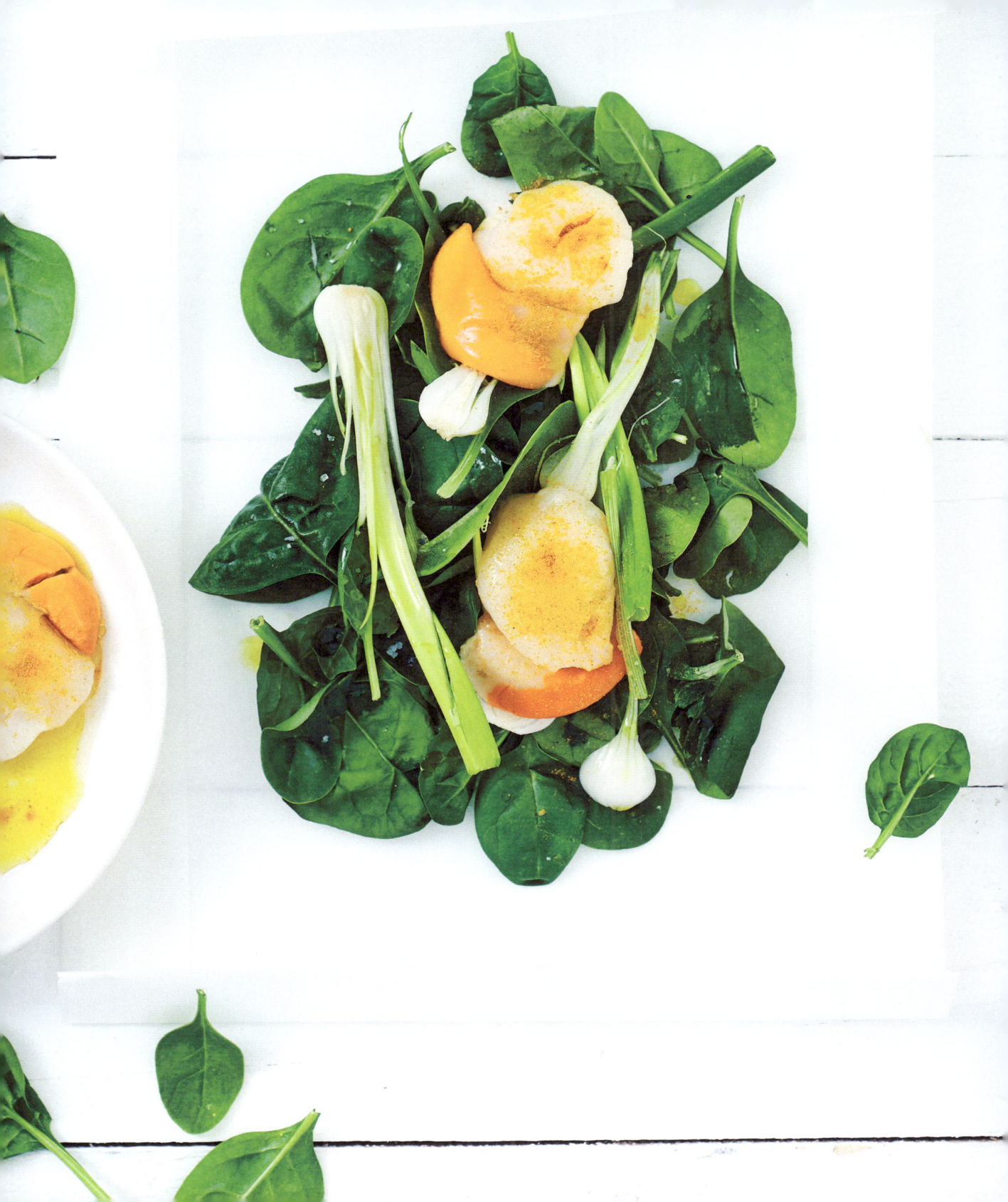

EINFACH

Für **4** Personen
Zubereitungszeit: **15** Minuten
Garzeit: **45** Minuten
Marinierzeit: **10** Minuten
Budget: €€

ORIENTALISCHES HÄHNCHEN MIT BLUMENKOHL UND TOPINAMBUR

1 gelbe Paprikaschote • 1 EL Zatar (libanesische Gewürzmischung) • abgeriebene Schale und Saft von ½ Bio-Zitrone • 4 Hähnchenbrustfilets à ca. 150 g • ½ Blumenkohl • 200 g Topinambur • 4 Zweige Thymian • ½ Bund Petersilie • 2 TL Sesamsamen • 2 EL Olivenöl • 1 TL Honig • ¼ Granatapfel • Salz

1. Den Backofen auf 200 °C vorheizen. Die Paprikaschote waschen, in eine ofenfeste Form oder auf ein mit Backpapier belegtes Blech geben und etwa 25 Minuten im Ofen rösten, dabei immer wieder wenden.

2. Aus dem Zatar, der abgeriebenen Zitronenschale und dem Zitronensaft eine Marinade zubereiten. Die Hähnchenbrustfilets darin wenden und 10 Minuten ziehen lassen. Inzwischen den Blumenkohl in Röschen teilen. Den Topinambur schälen und in größere Stücke schneiden. Die Paprikaschote aus dem Ofen nehmen, sobald sie von allen Seiten schön gebräunt ist, und in einen Frischhaltebeutel geben. Den Beutel verschließen.

3. Das Gemüse im Dampfgarer oder in einem Topf mit etwas Wasser im Dämpfeinsatz garen. Zunächst den Topinambur 5 Minuten dämpfen, dann den Blumenkohl dazugeben und weitere 5 Minuten dämpfen. Das Gemüse aus dem Garbehälter bzw. Dämpfeinsatz nehmen und diesen mit einem Stück Back- oder Pergamentpapier auslegen. Die Hähnchenbrustfilets mitsamt der Marinade hineingeben. Die Thymianzweige hinzufügen, den Dampfgarer verschließen und die Hähnchenbrust 8–10 Minuten dämpfen, nach der Hälfte der Garzeit wenden.

4. Inzwischen die Petersilie waschen, trocknen und die Blätter von den Stängeln zupfen. Mit 1 TL Sesam, etwas Salz, 1 EL Olivenöl und 2 EL Wasser im Mixer pürieren. Von der Paprikaschote die Haut abziehen, Stielansatz, Samen und Scheidewände entfernen und das Fruchtfleisch mit dem Honig und 1 EL Olivenöl pürieren.

5. Topinambur und Blumenkohl mit dem in Stücke geschnittenen Hähnchenbrustfilet, der Petersilien- und der Paprikasauce anrichten. Mit Granatapfelkernen und Sesam bestreuen und servieren.

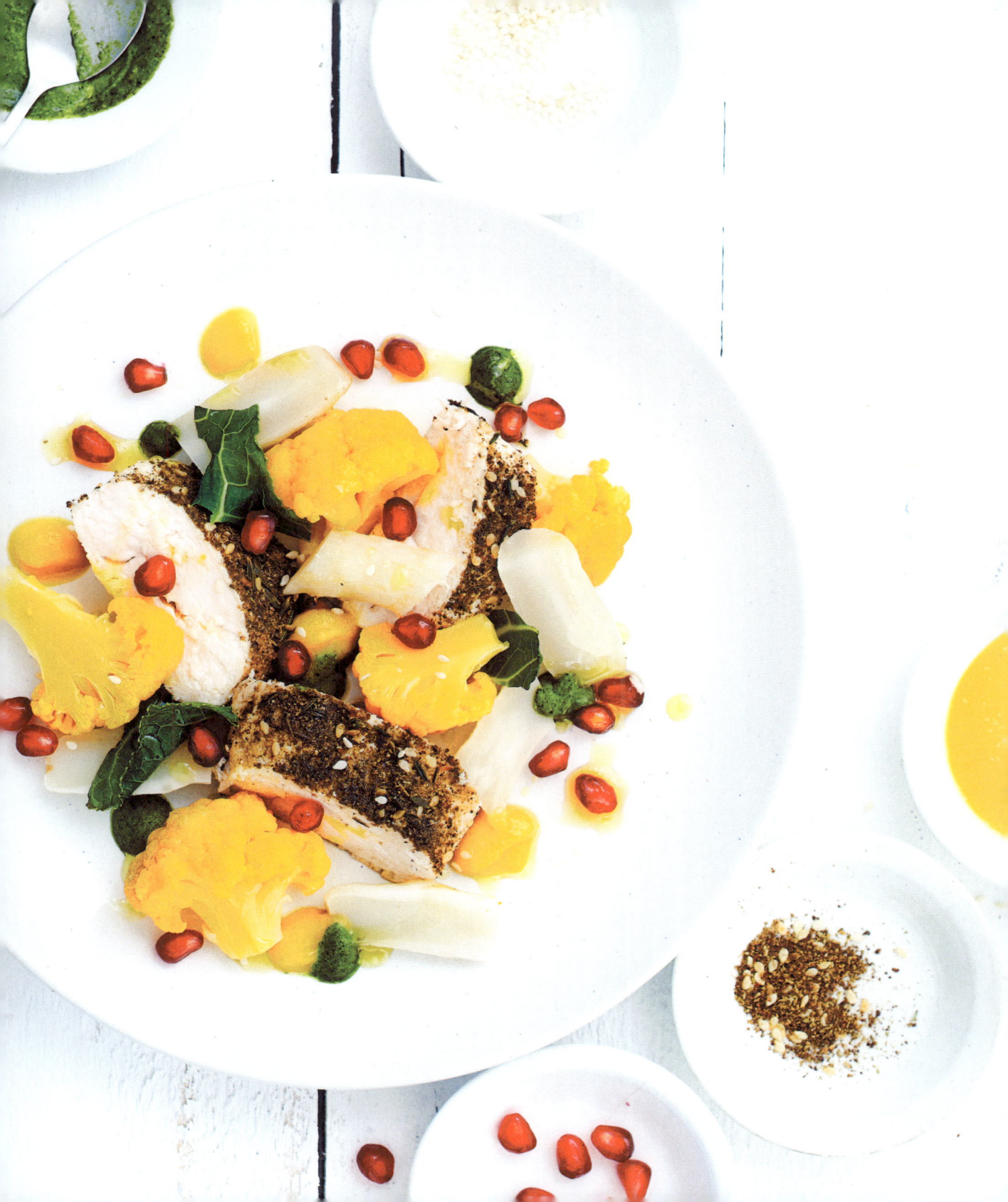

Für **4** Personen
Zubereitungszeit: **20** Minuten
Garzeit: **13** Minuten
Budget: €€

MIESMUSCHELN UND GRÜNER SPARGEL MIT ESTRAGONSAHNE

500 g Miesmuscheln • 20 Stangen grüner Spargel • 1 Knoblauchzehe • 1 Schalotte • 1 EL Olivenöl • 1 TL Anissamen • ½ Bund Estragon • 150 g Sojasahne • 50 ml Kokosmilch • abgeriebene Schale von 1 Bio-Zitrone • Salz

1. Die Muscheln säubern: Dazu die herausstehenden Fasern entfernen und die Muscheln abbürsten, beschädigte Muscheln wegwerfen. Den Spargel ggf. im unteren Drittel schälen, die faserigen Enden abschneiden und die Spargelstangen der Länge nach halbieren.

2. Den Knoblauch und die Schalotte schälen und fein hacken. Das Olivenöl in einem großen Topf erhitzen, Knoblauch, Schalotte und Anissamen darin 3 Minuten glasig anschwitzen. Die Muscheln und 1 kleines Glas Wasser zufügen und zugedeckt 5 Minuten köcheln lassen. Zwischendurch ein- bis zweimal umrühren. Währenddessen den Spargel im Dampfgarer oder in einem Topf mit Dämpfeinsatz 5 Minuten dämpfen.

3. Den Estragon waschen, trocknen und die Blätter von den Stängeln zupfen. Mit der Sojasahne, der Kokosmilch und etwas Salz im Mixer oder mit dem Stabmixer verquirlen. Beiseitestellen.

4. Den gedämpften Spargel auf die Teller verteilen, mit der abgeriebenen Zitronenschale bestreuen, mit etwas Salz würzen. Die gegarten Muscheln abgießen und daneben anrichten. Mit der Estragonsauce servieren.

GESUNDHEITSINFO

Spargel enthält Schwefel, der sich beim Ausscheiden am Geruch des Urins bemerkbar macht. Diese Verbindungen sind jedoch keineswegs toxisch. Spargel wirkt aufgrund seines hohen Kaliumgehalts entwässernd.

132

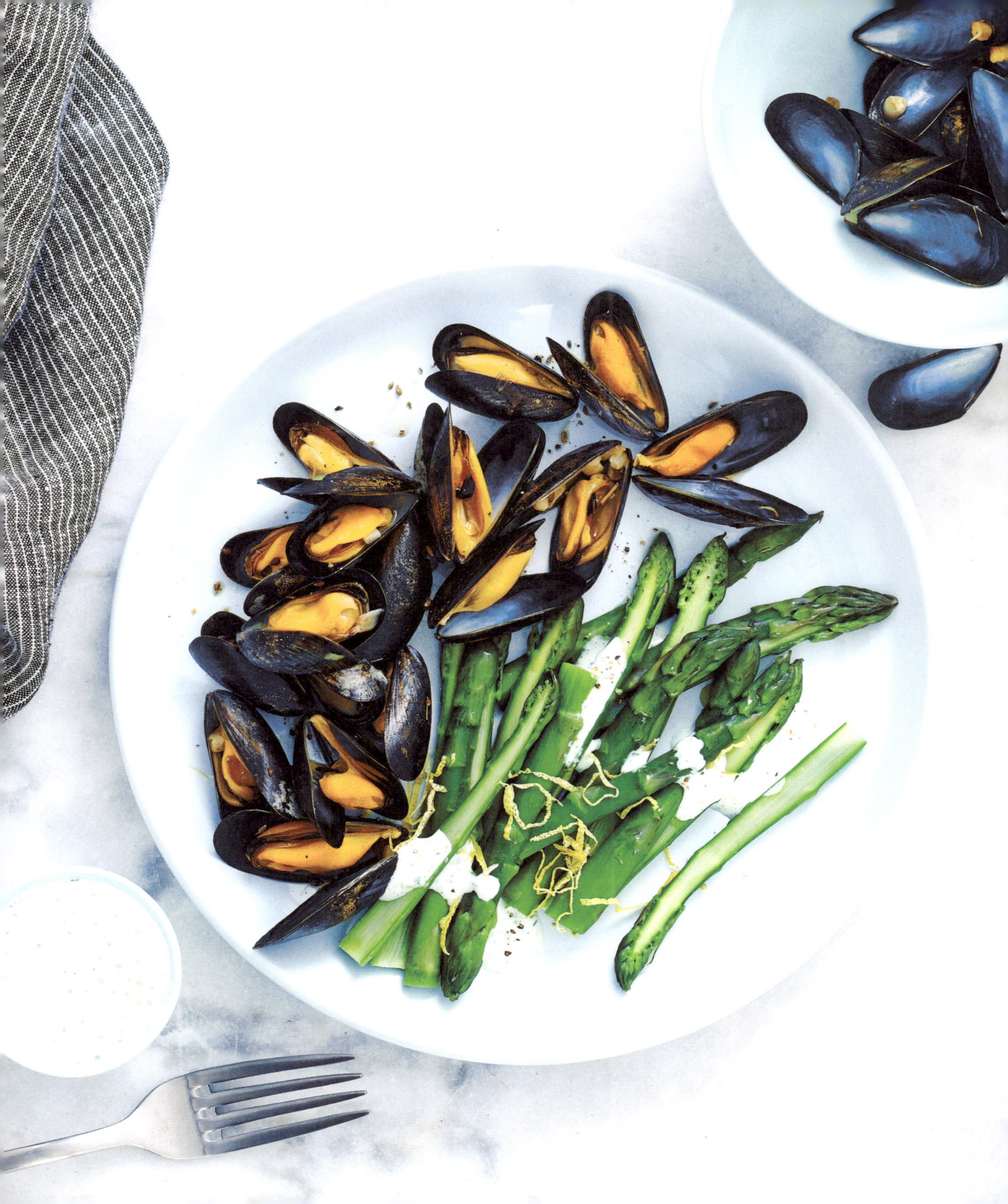

Für **4** Personen
Zubereitungszeit: **20** Minuten
Tiefkühlzeit: **20** Minuten
Budget: €€

CEVICHE AUS WEISSFISCH, JOHANNISBEEREN UND SELLERIE

600 g weißes Fischfilet, ohne Haut • 5 Limetten • 1 kleine rote Chilischote • 1 rote Zwiebel •
1 Knoblauchzehe • 4 Stängel Koriandergrün • einige Rispen Johannisbeeren • 1 Stange Stauden-
sellerie • 1 Avocado • Saft von ½ Zitrone • 6 EL Fischfond • 2 EL Sojasahne • 1 TL Algenflocken •
einige Babysalatblätter • 1 TL Salz

1. Das Fischfilet 20 Minuten in das Gefrierfach geben (so lässt es sich hinterher besser schneiden).

2. Die Limetten auspressen und den Saft durch ein Sieb streichen. Die Chilischote waschen, entkernen und fein hacken. Die Zwiebel schälen, halbieren und in sehr dünne Streifen schneiden. Die Knoblauchzehe schälen und fein hacken. Das Koriandergrün waschen, trocknen, die Blättchen von den Stängeln zupfen und klein schneiden. Die gewaschenen Johannisbeeren von den Rispen zupfen. Den Staudensellerie waschen, putzen und in Scheibchen schneiden. Die Avocado längs halbieren, den Kern entfernen und die Hälften schälen. Das Fruchtfleisch in kleine Würfel schneiden und mit dem Zitronensaft beträufeln.

3. Das Fischfilet, falls nötig, von Gräten befreien und in 1–2 cm große Würfel schneiden. Die Fischwürfel mit dem Limettensaft und etwas Salz mischen. 1 Minute ziehen lassen, dann den Fischfond, die Sojasahne, Chilischote, Knoblauch, Koriandergrün und Zwiebel zufügen. Alles gut mischen und noch 1 Minute ziehen lassen. Die Johannisbeeren, den Sellerie, die Algenflocken und die Avocado dazugeben und noch einmal gut mischen. Sofort zusammen mit Babysalatblättern servieren.

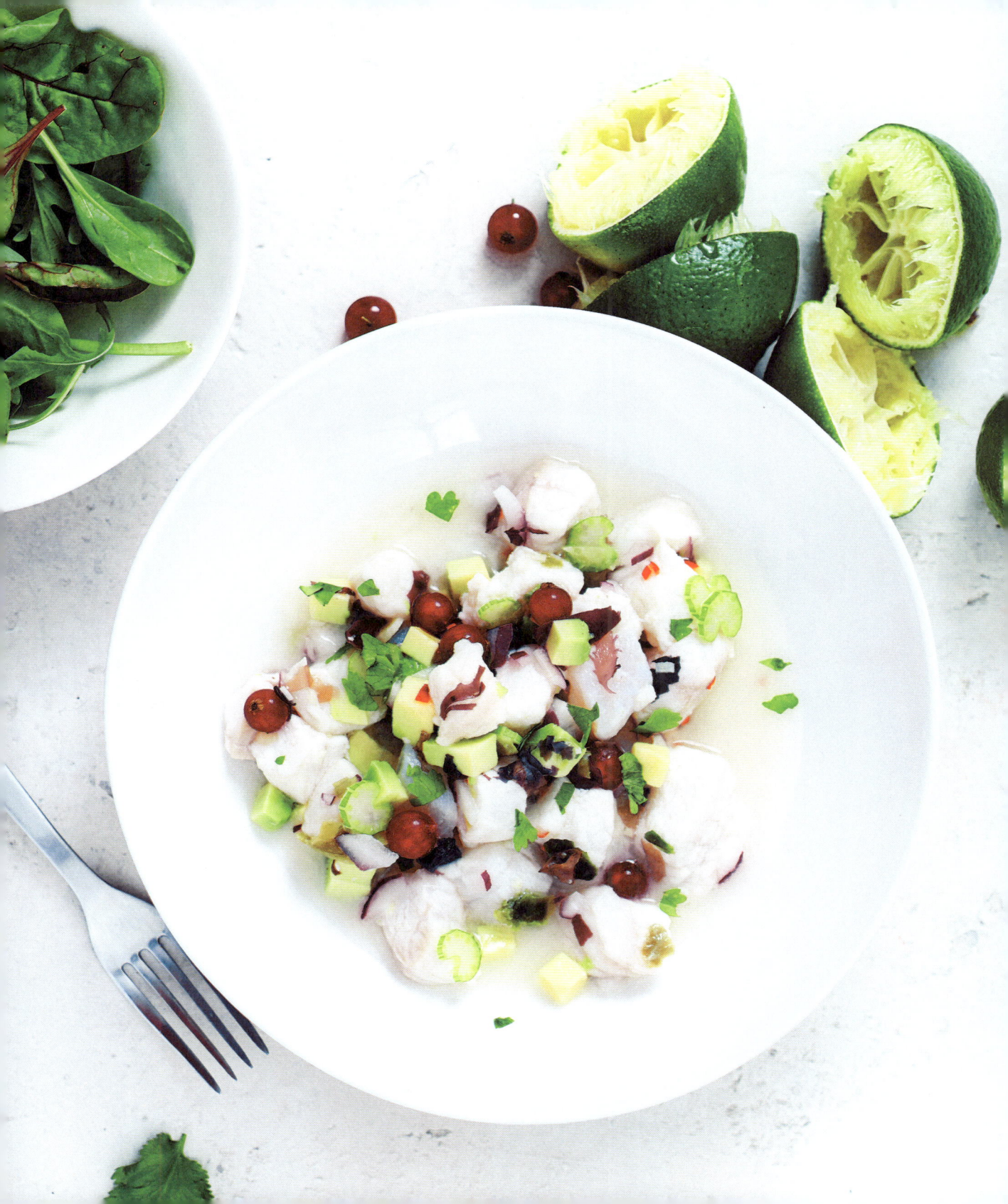

Für **4** Personen
Zubereitungszeit: **30** Minuten
Garzeit: **15** Minuten
Wässerungszeit: **1** Stunde
Budget: €€

KLEINE ARTISCHOCKEN MIT HERZMUSCHELN UND ZITRUSVINAIGRETTE

400 g Herzmuscheln • 8 kleine Artischocken • 2 Bio-Zitronen • 1 Bio-Limette • 3 Bio-Orangen • 1 EL weißer Balsamico-Essig • 2 EL Olivenöl • 3 Stängel Basilikum

1. Die Herzmuscheln 1 Stunde wässern, dabei mehrmals das Wasser erneuern.

2. Die Artischocken zubereiten (siehe Grundtechniken, Seite 20): Den Stiel mit einem kräftigen Schlag abbrechen, den oberen Teil der Blätter abschneiden, die harten äußeren Blätter entfernen, dann mit einem Messer die Blätter bis zum Herz der Artischocke abschneiden. Die Artischocken halbieren, das Heu entfernen und die Hälften 15 Minuten im Dampfgarer oder in einem Topf mit Dämpfeinsatz garen, dabei in das Wasser den Saft von ½ Zitrone geben.

3. Währenddessen die Herzmuscheln im geschlossenen Kochtopf mit ganz wenig Wasser und Stücken von Zitronen-, Limetten- und Orangenschale garen, bis sie sich öffnen. Nach dem Garen die Zitrusschalen entfernen. 2 Orangen in Filets schneiden, die Orangenfilets beiseitestellen. Die restlichen 1½ Zitronen, die Limette und die dritte Orange auspressen und den Saft mit dem Essig und dem Olivenöl verrühren. Das Basilikum waschen, trocknen und die Blätter von den Stängeln zupfen. Die Artischocken mit den Herzmuscheln und der Zitrusvinaigrette anrichten und mit Basilikum bestreut servieren.

GESUNDHEITSINFO
Herzmuscheln enthalten viel Phosphor, Zink und Eisen, was das Immunsystem stärkt und gut gegen Müdigkeit hilft. Die Zitrone steuert Vitamin C bei und wirkt entzündungshemmend und alkalisierend.

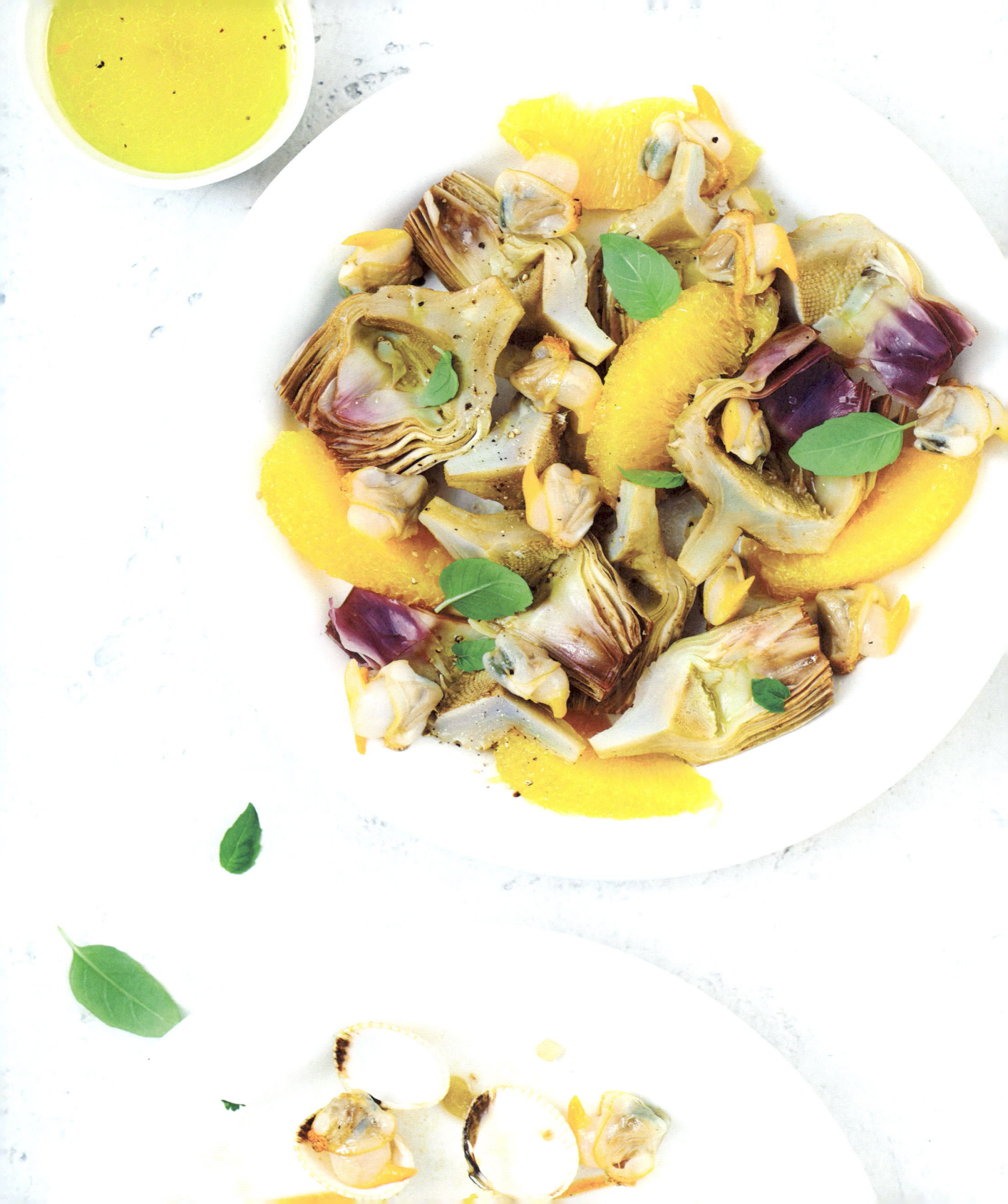

Für **4** Personen
Zubereitungszeit: **15** Minuten
Garzeit: **8** Minuten
Marinierzeit: **10** Minuten
Budget: €€

BROKKOLINI UND MARINIERTER TOFU MIT ZITRONE

300 g Tofu • 1 ½ Bio-Zitronen • 800 g Brokkolini (ersatzweise normaler Brokkoli) • ½ Bund Korian-dergrün • 1 Knoblauchzehe • 100 g Sojasahne • 1 kleine oder ½ eingelegte Zitrone (Salzzitrone) • 1 EL Pinienkerne

1. Den Tofu in Scheiben schneiden und in dem Saft und der abgeriebenen Schale der ½ Zitrone 10 Minuten marinieren lassen. Den Tofu aus der Marinade nehmen, ab-tropfen lassen, den Saft auffangen und beiseitestellen.

2. Den Brokkolini waschen, die Enden abschneiden und ihn zusammen mit ein paar Stängeln Koriandergrün und den Tofuscheiben 8 Minuten im Dampfgarer oder in einem Topf mit Dämpfeinsatz garen. Den Knoblauch schälen.

3. Die Sojasahne mit der eingelegten Zitrone, dem Knoblauch und dem aufgefangenen Zitronensaft im Mixer pürieren. Die Schale von der verbleibenden Zitrone abreiben und die Zitrone in Filets schneiden. Übrige Stängel Koriandergrün waschen, trocknen, die Blättchen abzupfen und klein schneiden. Brokkolini und Tofu mit den Zitronenfilets und der abgeriebenen Zitronenschale sowie den Pinienkernen, dem gehackten Korian-dergrün und der Zitronensahne anrichten und servieren.

GESUNDHEITSINFO
Sojasahne kann als Ersatz für normale Sahne verwendet werden und sie ist cholesterin-frei. Die darin enthaltenen Fette sind überwiegend ungesättigt, was das Herz-Kreis-lauf-System schützt. Zudem ist Sojasahne besser bekömmlich als Sahne aus Kuhmilch.

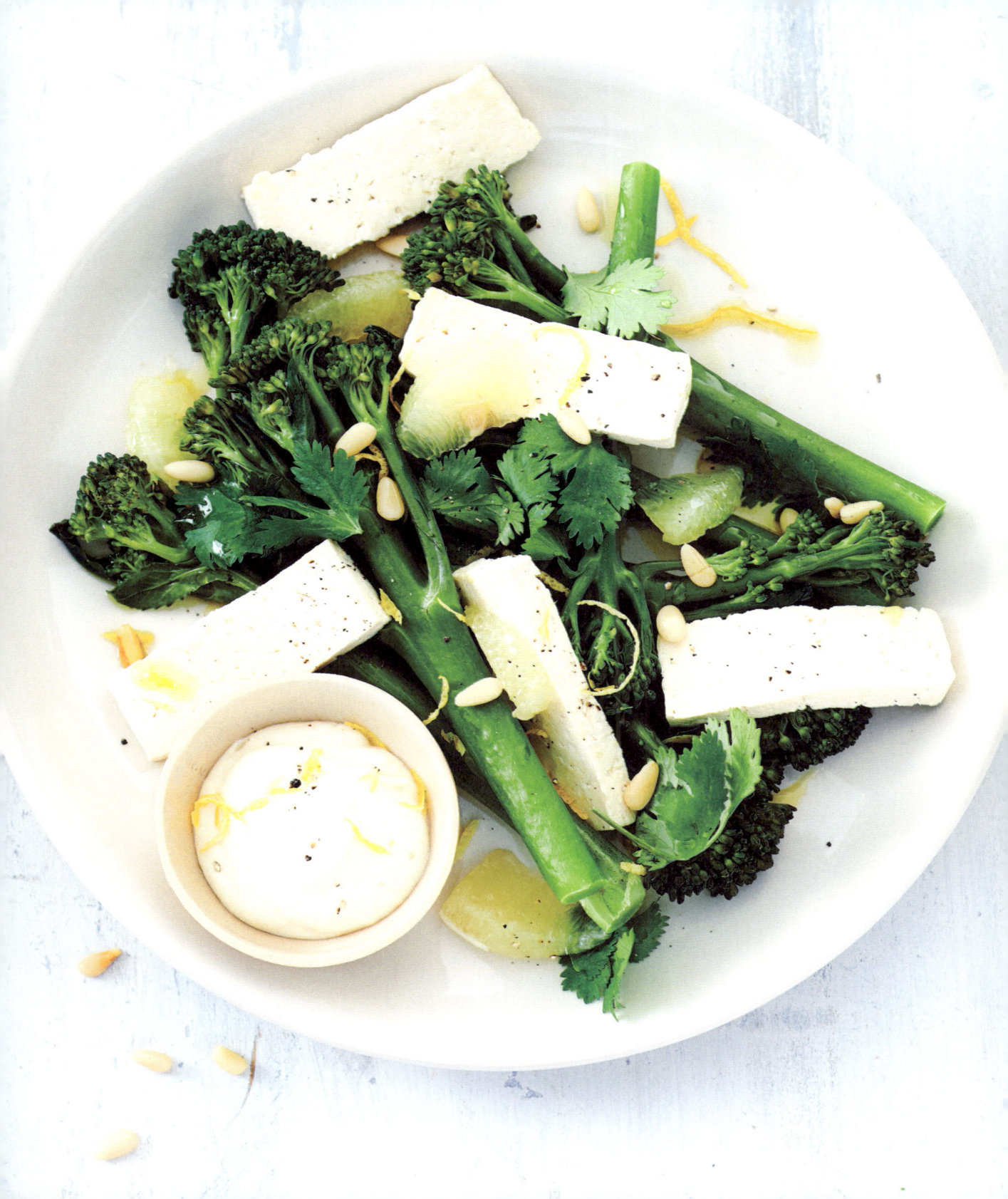

Für **4** Personen
Zubereitungszeit: **10** Minuten
Garzeit: **10** Minuten
Marinierzeit: **10** Minuten
Budget: €€

ZITRONENFISCH MIT ANANASTOMATE UND KORIANDERPESTO

1 Nektarine • 4 Ananastomaten • 1 Bio-Zitrone • 4 dicke Kabeljaufilets à ca. 150 g (oder anderes weißes Fischfilet) • 1 TL Koriandersamen • ½ Bund Koriandergrün • 2 EL Olivenöl • 1 EL Kürbiskerne + einige zum Garnieren • 1 Knoblauchzehe • einige schwarze Oliven • Paprikapulver • Salz und Pfeffer

1. Die Nektarine und die Tomaten waschen und in Spalten schneiden. Die Schale der Zitrone abreiben und den Saft auspressen. Die Fischfilets 10 Minuten darin marinieren lassen.

2. Den Garbehälter des Dampfgarers oder einen Dämpfeinsatz mit einem Stück Back- oder Pergamentpapier auskleiden, die Tomaten hineingeben und 3 Minuten im Topf oder Dampfgarer dämpfen. Die Tomaten herausnehmen und beiseitestellen. Nun die Fischfilets auf das Papier im Dampfgarer bzw. Dämpfeinsatz geben, die Koriandersamen und einige Korianderstängel zufügen und den Fisch 7 Minuten garen.

3. Währenddessen das übrige Koriandergrün waschen, trocknen und die Blättchen von den Stängeln zupfen. Mit 1 EL Olivenöl, 2 EL Wasser, den Kürbiskernen und der Knoblauchzehe im Mixer zu einem Pesto pürieren. Mit Salz und Pfeffer abschmecken.

4. Den Fisch mit den gedämpften Tomaten, den Nektarinenspalten und einigen Oliven anrichten, mit Kürbiskernen bestreuen und das Pesto darauf verteilen. Mit dem restlichen Öl beträufeln und mit je 1 Prise Paprikapulver, Salz und Pfeffer bestreut servieren.

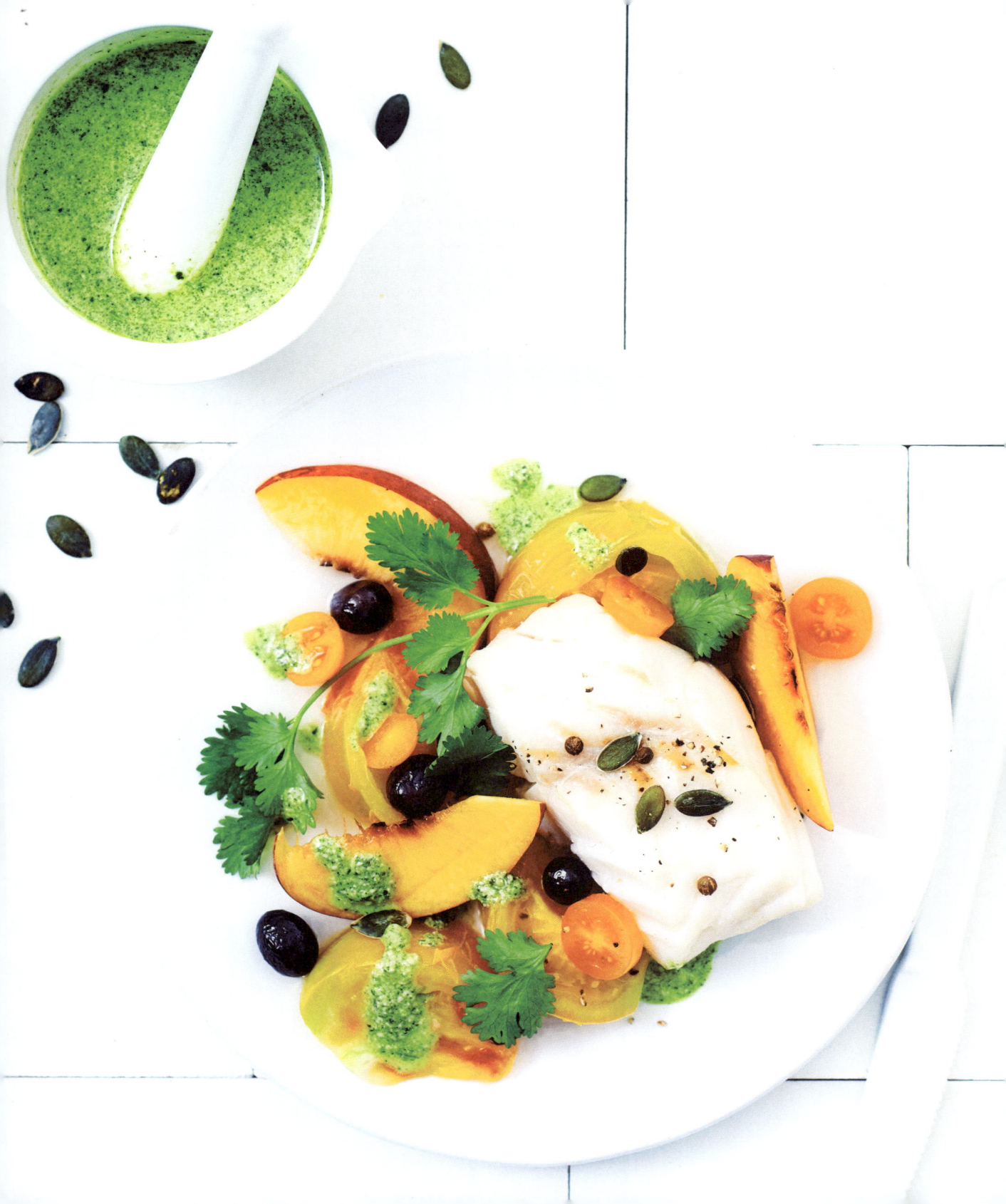

EINFACH

Für **4** Personen
Zubereitungszeit: **10** Minuten
Garzeit: **15** Minuten
Marinierzeit: **10** Minuten
Budget: €€

SHIITAKEPILZE UND HÄHNCHENBRUST MIT SOJA-SAUCE UND BROMBEEREN

4 Hähnchenbrustfilets à ca. 150 g • 2 EL Sojasauce • 400 g frische Shiitakepilze • einige junge Rote-Bete-Blätter • 10 Stängel Schnittlauch • 1 kleines Stück Ingwer • 100 g Brombeeren • Pfeffer

Außerdem:
Dampfgarer

1. Die Hähnchenbrustfilets 10 Minuten in der Sojasauce marinieren lassen.

2. Währenddessen die Shiitakepilze kurz unter fließendem kaltem Wasser abspülen. Die Pilze je nach Größe halbieren oder vierteln. Die Rote-Bete-Blätter waschen und trocken schleudern.

3. Die Pilze und das Hähnchenfleisch in den mit Back- oder Pergamentpapier ausgelegten Garbehälter des Dampfgarers geben, ein paar Schnittlauchstängel sowie für das Aroma den geschälten Ingwer dazugeben und 10–15 Minuten dämpfen.

4. Die Hähnchenbrust in Scheiben schneiden und mit den Pilzen, den jungen Rote-Bete-Blättern und den Brombeeren anrichten, pfeffern, mit ein paar Schnittlauchstängeln garnieren und servieren.

GESUNDHEITSINFO
Shiitakepilze unterstützen den Körper dabei, sich gegen vorzeitige Zellalterung zur Wehr zu setzen, und stärken das Immunsystem. Sie werden manchmal auch unterstützend bei einer Krebstherapie eingesetzt.

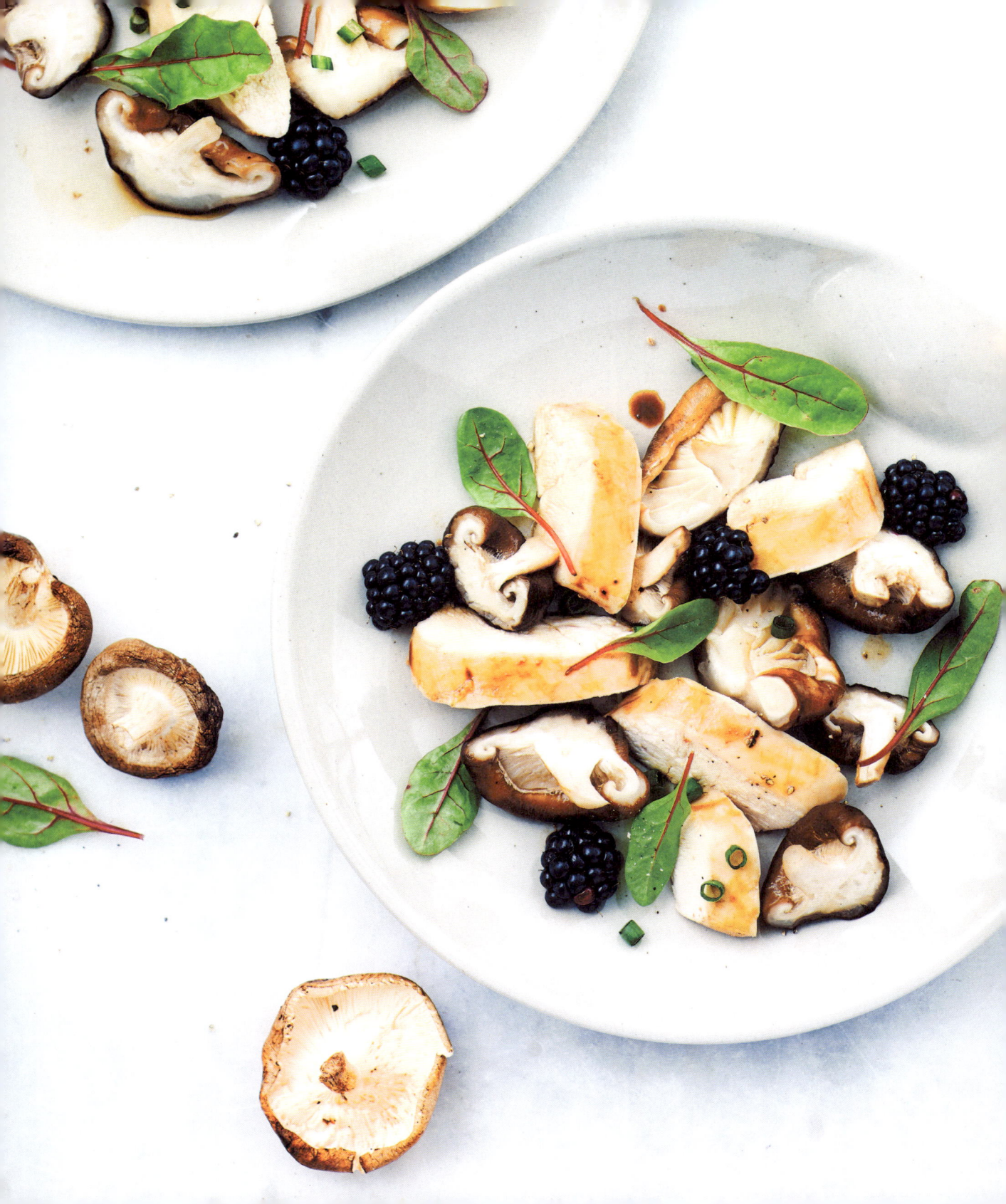

EINFACH

Für **4** Personen
Zubereitungszeit: **10** Minuten
Garzeit: **15** Minuten
Marinierzeit: **10** Minuten
Budget: €€

HOKKAIDOKÜRBIS MIT PILZEN, HÄHNCHENBRUST UND BASILIKUM-PISTAZIEN-PESTO

*½ Bund Basilikum • einige Blätter roter Chicorée • 4 Hähnchenbrustfilets à ca. 150 g •
3 EL Olivenöl • 1 Hokkaidokürbis • 100 g gemischte Pilze (Champignons oder asiatische Pilze) •
1 EL Pistazien • Salz*

Außerdem:
Dampfgarer

1. Das Basilikum und den Chicoree waschen und trocknen. Die Hähnchenbrustfilets in 2 EL Olivenöl mit einigen Basilikumblättern 10 Minuten marinieren lassen.

2. Währenddessen den Kürbis waschen, vierteln, die Kerne entfernen und das Kürbisfleisch in Spalten schneiden. Die Pilze säubern und je nach Größe halbieren oder vierteln. Den Kürbis 5 Minuten im Dampfgarer dämpfen und für die letzten 2 Minuten die Pilze dazugeben. Kürbis und Pilze aus dem Dampfgarer nehmen und beiseitestellen.

3. Den Garbehälter des Dampfgarers mit einem Stück Back- oder Pergamentpapier auslegen, das Hähnchenfleisch mit 2 Stängeln Basilikum für das Aroma hineingeben und 10 Minuten garen.

4. Währenddessen die restlichen Basilikumblätter von den Stängeln zupfen und mit den Pistazien, 1 EL Olivenöl und 2 EL Wasser im Mixer zu einem Pesto pürieren. Mit Salz abschmecken. Die Kürbisspalten mit der in Stücke geschnittenen Hähnchenbrust, den Pilzen und dem Chicorée anrichten, mit ein paar Basilikumblättern garnieren und mit dem leichten Pistazienpesto servieren.

GESUNDHEITSINFO
Der Hokkaidokürbis ist mit dem Riesenkürbis verwandt. Er enthält nur wenig Kalorien, dafür aber viele Ballaststoffe und Karotin, die Vorstufe von Vitamin A. Somit trägt er stark zum Schutz der Haut und der Augen bei.

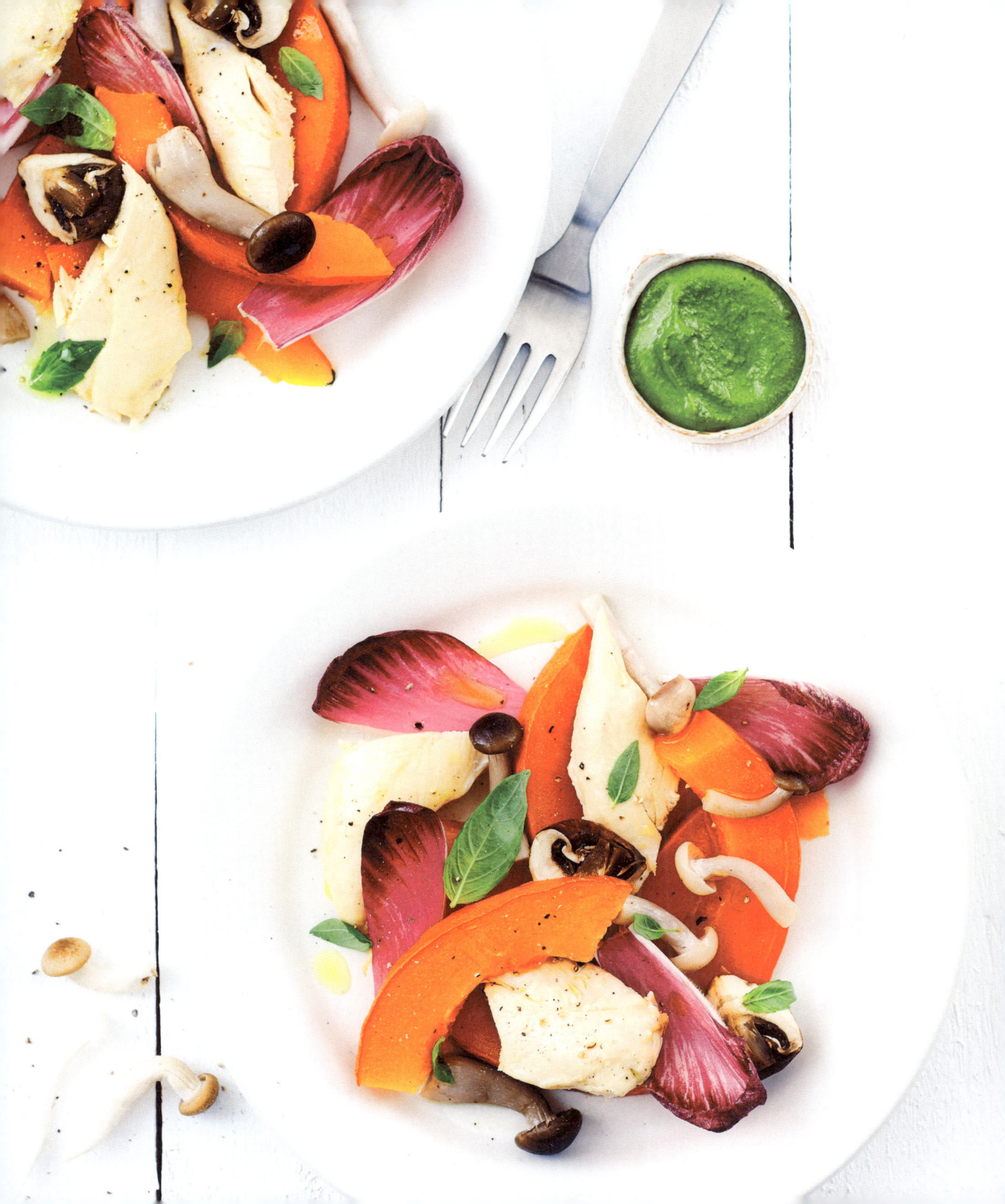

BUCHWEIZEN UND RÄUCHER-TOFU MIT GRÜNEN BOHNEN, PFLAUMEN UND MANDELN

300 g Buchweizen • 5 Stängel Basilikum • 150 g Sojasahne • Saft von ½ Zitrone • 300 g Räucher-tofu (im Kühlregal von Bioläden) • 300 g grüne Bohnen • 4 gelbe oder rote Pflaumen • 1 EL gehobelte Mandeln • Salz und Pfeffer

1. Den Buchweizen laut Packungsanweisung garen. Das Basilikum waschen, trocknen und die Blätter abzupfen. Mit der Sojasahne und dem Zitronensaft im Mixer pürieren und etwas salzen.

2. Den Räuchertofu in Scheiben schneiden. Die Bohnen waschen, die Enden kappen und, falls nötig, die Fäden entfernen. Bohnen und Räuchertofu in den Garbehälter des Dampfgarers oder in einem Topf mit Dämpfeinsatz geben und 10–15 Minuten dämpfen. Die Pflaumen waschen, entsteinen und vierteln.

3. Den gegarten Buchweizen abgießen. Mit den grünen Bohnen, dem Räuchertofu und den geviertelten Pflaumen anrichten. Mit ein paar gehobelten Mandeln garnieren, pfeffern und mit der leichten Basilikumsauce servieren.

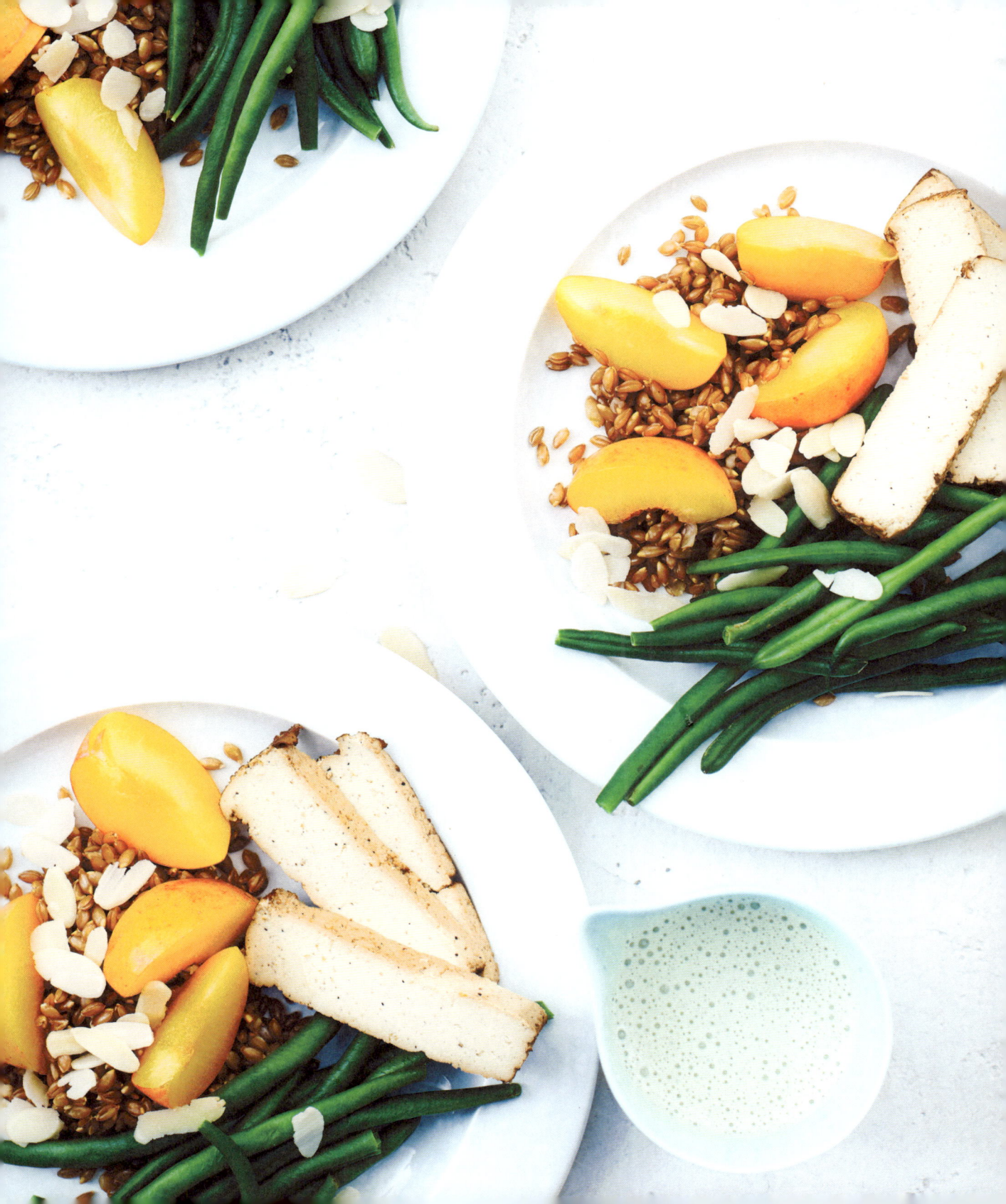

Für **4** Personen
Zubereitungszeit: **20** Minuten
Garzeit: **25** Minuten
Budget: €€

ROSENKOHL MIT BIRNE, HÄHNCHENBRUST UND WALNÜSSEN

500 g Rosenkohl • 4 Hähnchenbrustfilets à ca. 150 g • 1 Prise Muskatnuss • 1 Bund Kerbel • 2 Birnen • 1 EL Walnussöl • 1 Handvoll Walnusskerne • Salz und Pfeffer

1. Den Rosenkohl waschen, am Strunk etwas abschneiden, die äußeren welken Blätter entfernen und die Röschen halbieren.

2. Die Hähnchenbrustfilets mit etwas Salz und Pfeffer sowie ein wenig Muskatnuss würzen und einige Kerbelstängel darauflegen. Die Filets einzeln in Klarsichtfolie einwickeln, sodass sie eine Walzenform haben (dabei darauf achten, dass die Enden gut verschlossen sind), und 10 Minuten in einem Topf mit kochendem Wasser garen.

3. Den Rosenkohl 10–15 Minuten im Dampfgarer oder in einem Topf mit Dämpfeinsatz dämpfen. Die Birnen waschen, vom Kerngehäuse befreien und in dünne Spalten schneiden. Den restlichen Kerbel waschen, trocknen und die Blättchen von den Stängeln zupfen. Mit dem Walnussöl, der Hälfte der Walnusskerne und 2 EL Wasser im Mixer pürieren. Etwas salzen.

4. Den gegarten Rosenkohl mit den Birnenspalten und der in Stücke geschnittenen Hähnchenbrust auf den Tellern anrichten, mit den restlichen Walnusskernen bestreuen, salzen, pfeffern und mit dem Kerbelpesto servieren.

GESUNDHEITSINFO
Walnüsse enthalten viele ungesättigte Omega-3-Fettsäuren, die unbestritten das Herz-Kreislauf-System schützen. Außerdem enthalten sie Eiweiß, Ballaststoffe, Kalium und Magnesium.

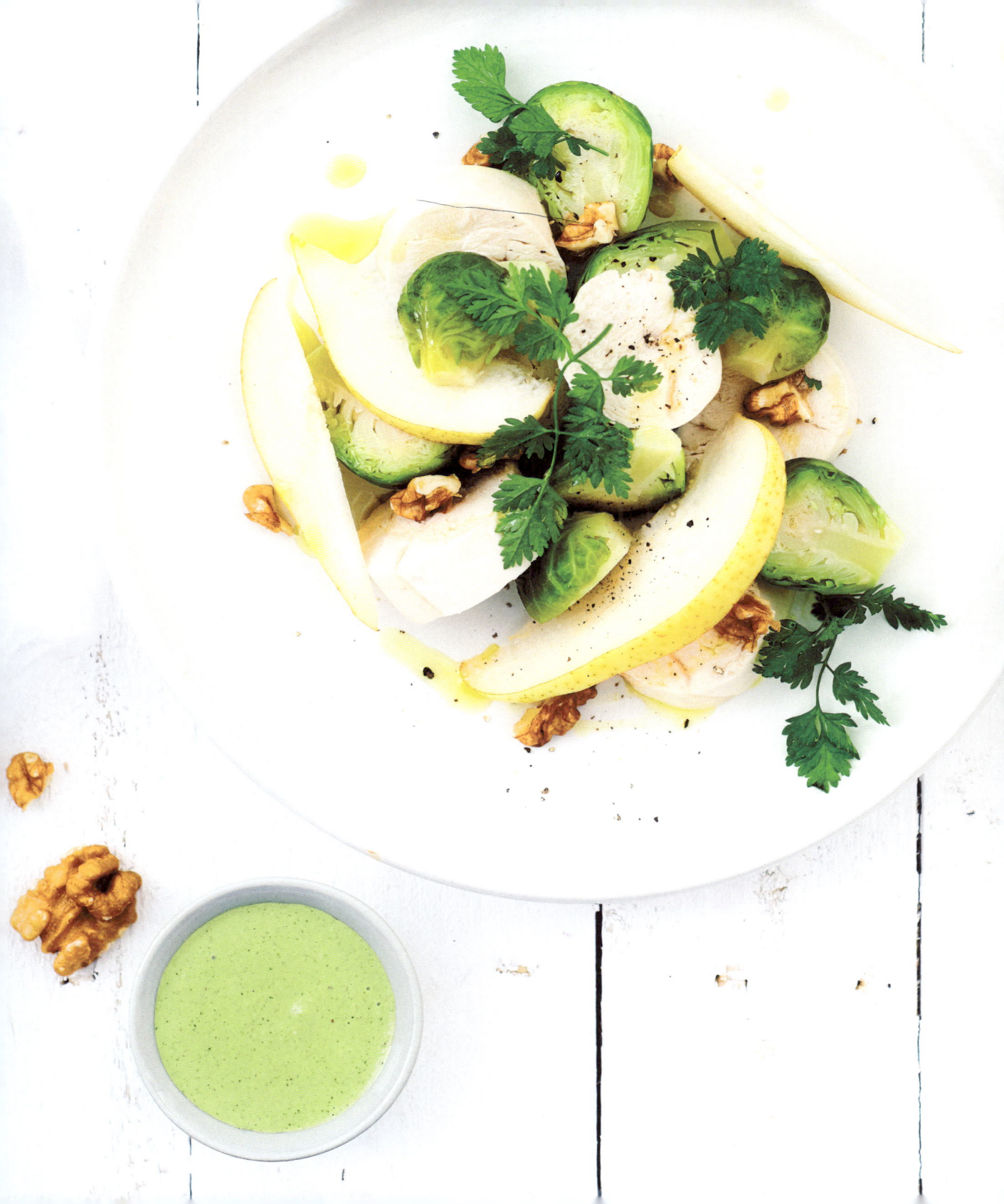

Für **4** Personen
Zubereitungszeit: **10** Minuten
Garzeit: **15** Minuten
Budget: €€

FORELLE MIT LAUCH, RADIES-CHEN UND KERBELSAHNE

4 Stangen Lauch • 4 große Lachsforellenfilets • ½ Bund Kerbel • 8 Radieschen • Saft von ½ Zitrone •
150 g Sojasahne • Salz

1. Das Wurzelende mit dem weißen Teil und den dunkelgrünen Teil der Lauchstangen abschneiden, den hellgrünen Teil der Länge nach halbieren und anschließend in 10 cm lange Stücke schneiden. Den Garbehälter des Dampfgarers oder einen Dämpfeinsatz mit einem Stück Back- oder Pergamentpapier auslegen. Den Lauch und die Forellenfilets im Dampfgarer oder im Dämpfeinsatz im Topf mit ein paar Kerbelblättern 10–15 Minuten garen.

2. Währenddessen die Radieschen waschen, Stiel- und Wurzelansatz entfernen und die Radieschen in dünne Scheiben schneiden. Den restlichen Kerbel waschen, trocknen und die Blätter von den Stängeln zupfen. Einige Blätter für die Dekoration beiseitelegen, den Rest mit dem Zitronensaft, der Sojasahne und etwas Salz im Mixer pürieren.

3. Die Forellenfilets mit dem Lauch anrichten, mit den Radieschenscheiben und ein paar Kerbelblättern garnieren und mit der Kerbelsahne servieren.

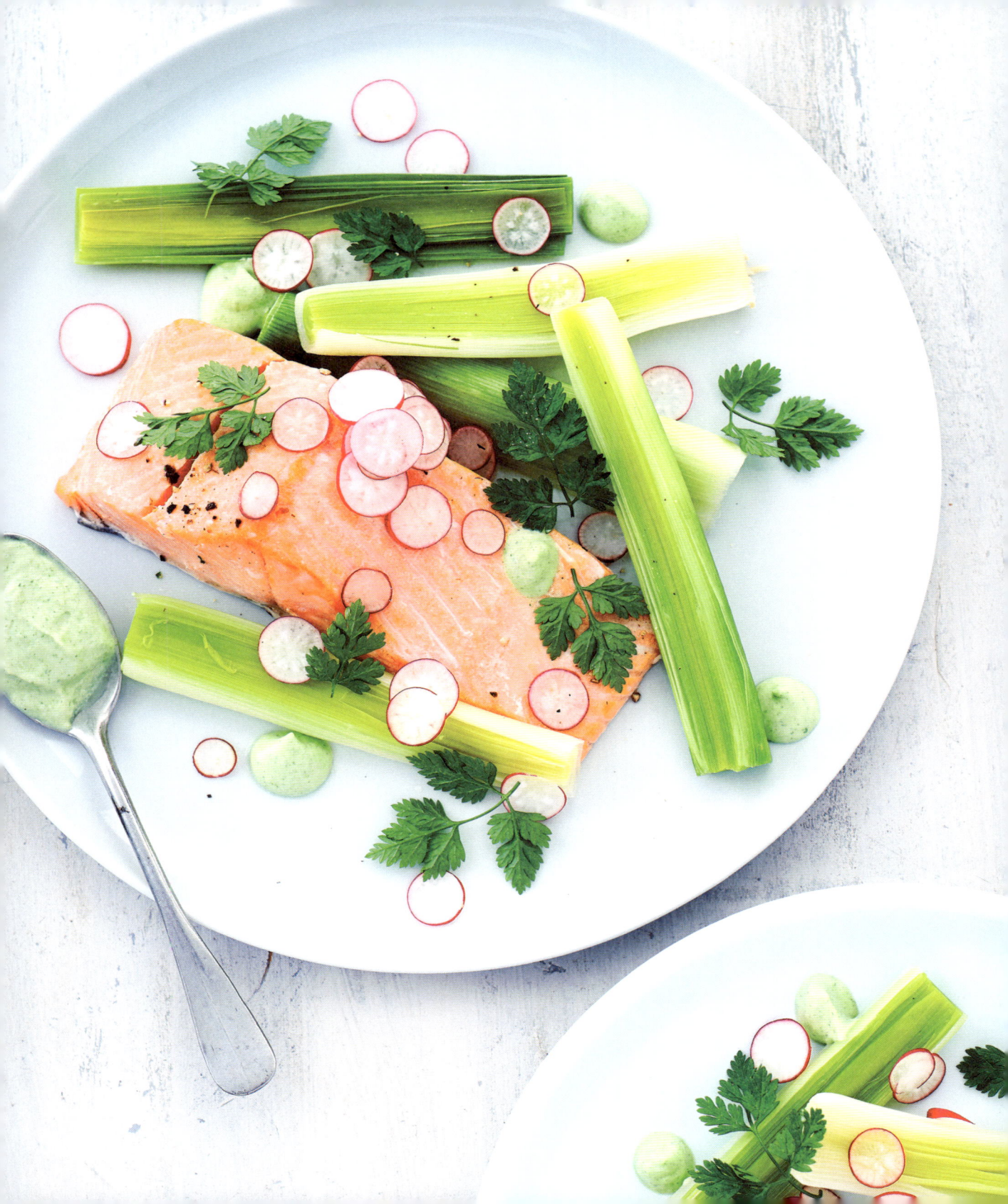

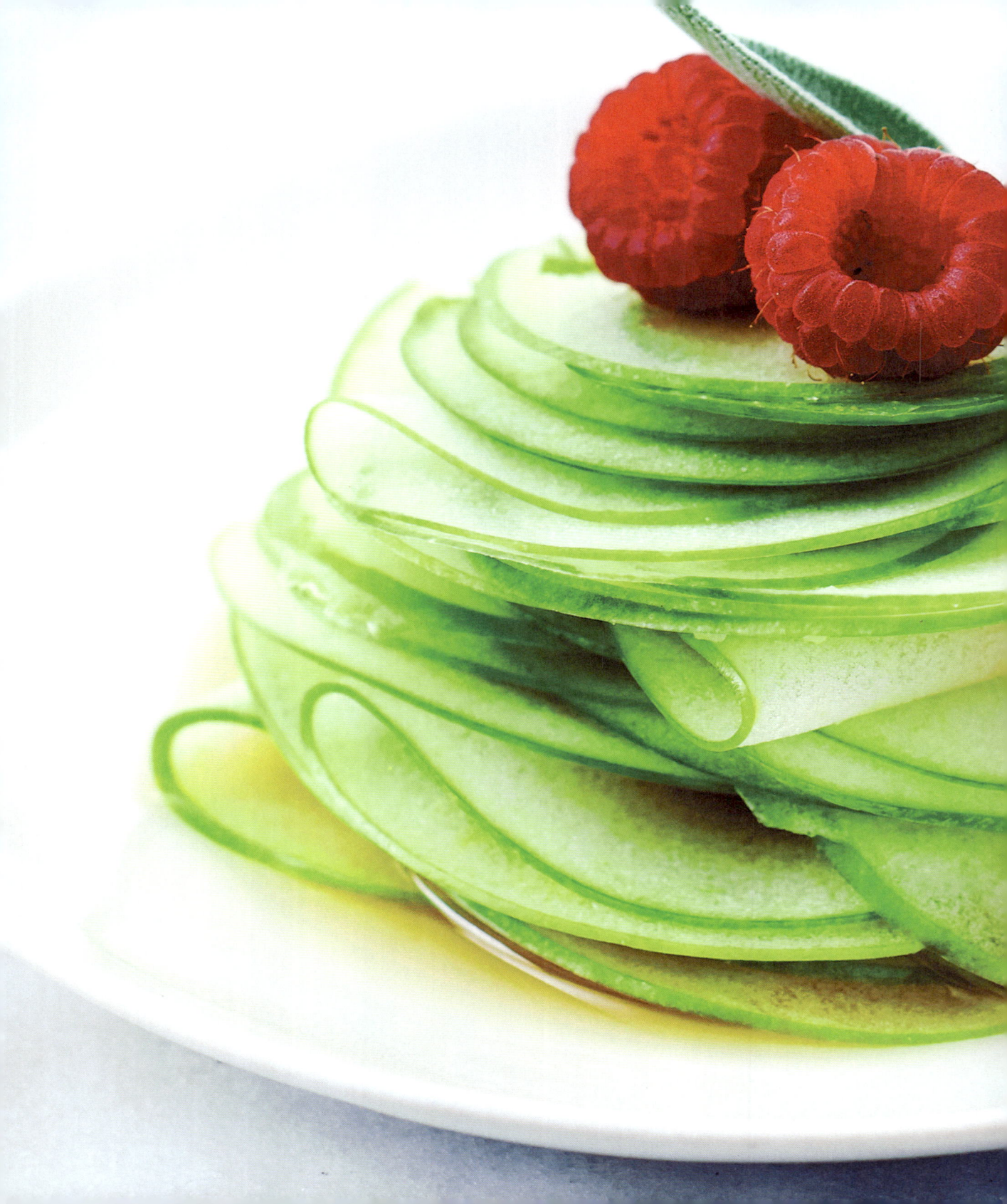

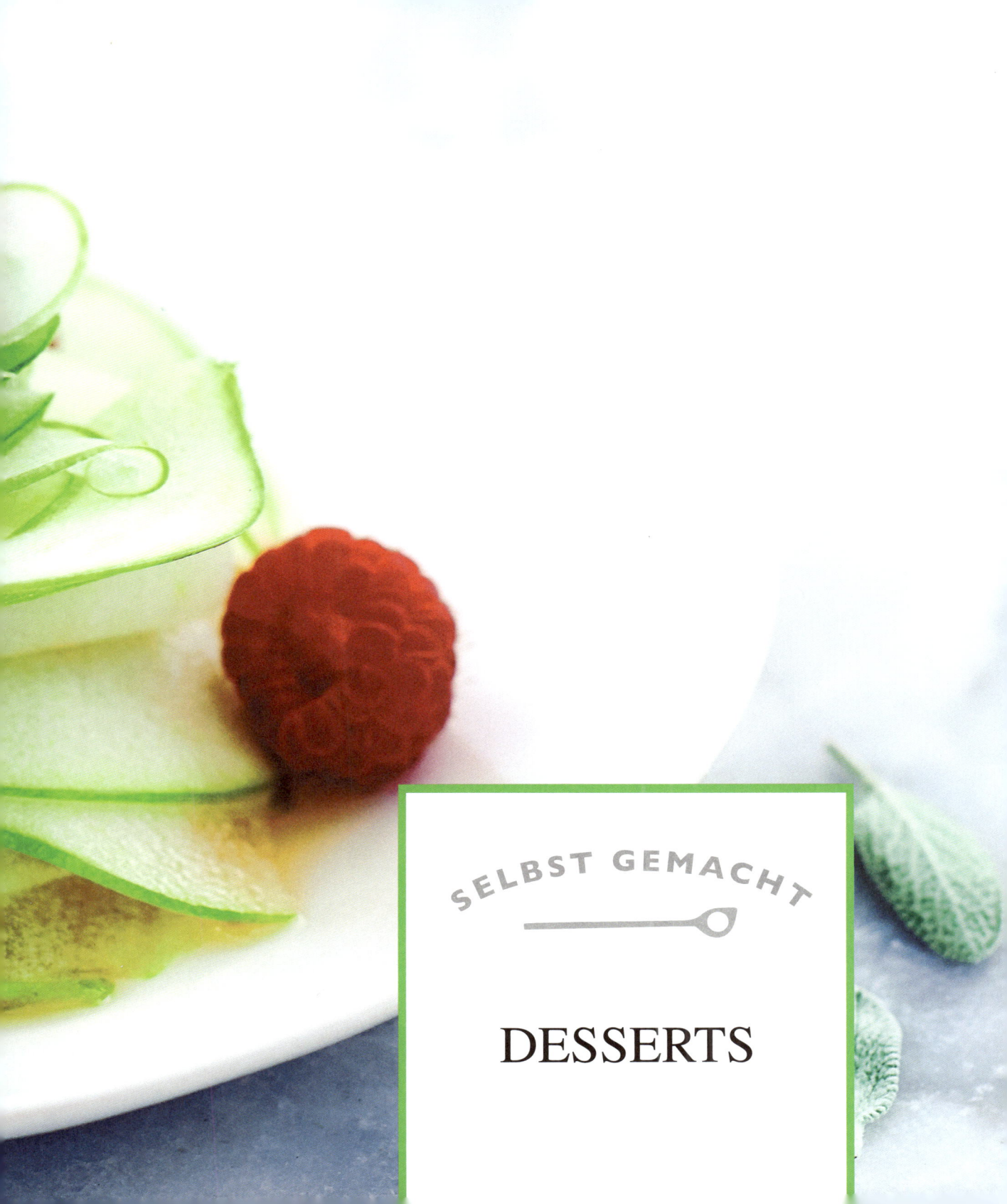

SELBST GEMACHT

DESSERTS

Für **4** Personen
Zubereitungszeit: **20** Minuten
Garzeit: **5** Minuten
Budget: €

MELONENCARPACCIO MIT BASILIKUM

1 EL Agavendicksaft • 6 Stängel Basilikum • 1 Limette • 1 Charentais-Melone •
200 g Wassermelone

1. 200 ml Wasser mit dem Agavendicksaft in einem kleinen Topf mischen und aufkochen. Währenddessen die Basilikumblätter von den Stängeln zupfen und die kleinsten zum Garnieren beiseitelegen. Den Topf vom Herd nehmen. Die größeren Blätter in die Wasser-Sirup-Mischung geben und 10 Minuten ziehen lassen. Die Blätter herausnehmen und den Sirup abkühlen lassen.

2. Die Limette auspressen und den Saft zum Sirup geben, die gesamte Flüssigkeit durch ein Sieb streichen und kalt stellen. Die Charentais-Melone vierteln, Schale und Kerne entfernen sowie die Schale von der Wassermelone entfernen. Das Fruchtfleisch beider Melonen in dünne Dreiecke schneiden.

3. Die Melonenstücke auf den Tellern anrichten und mit dem Sirup beträufeln. Mit den Basilikumblättchen garnieren und gut gekühlt servieren.

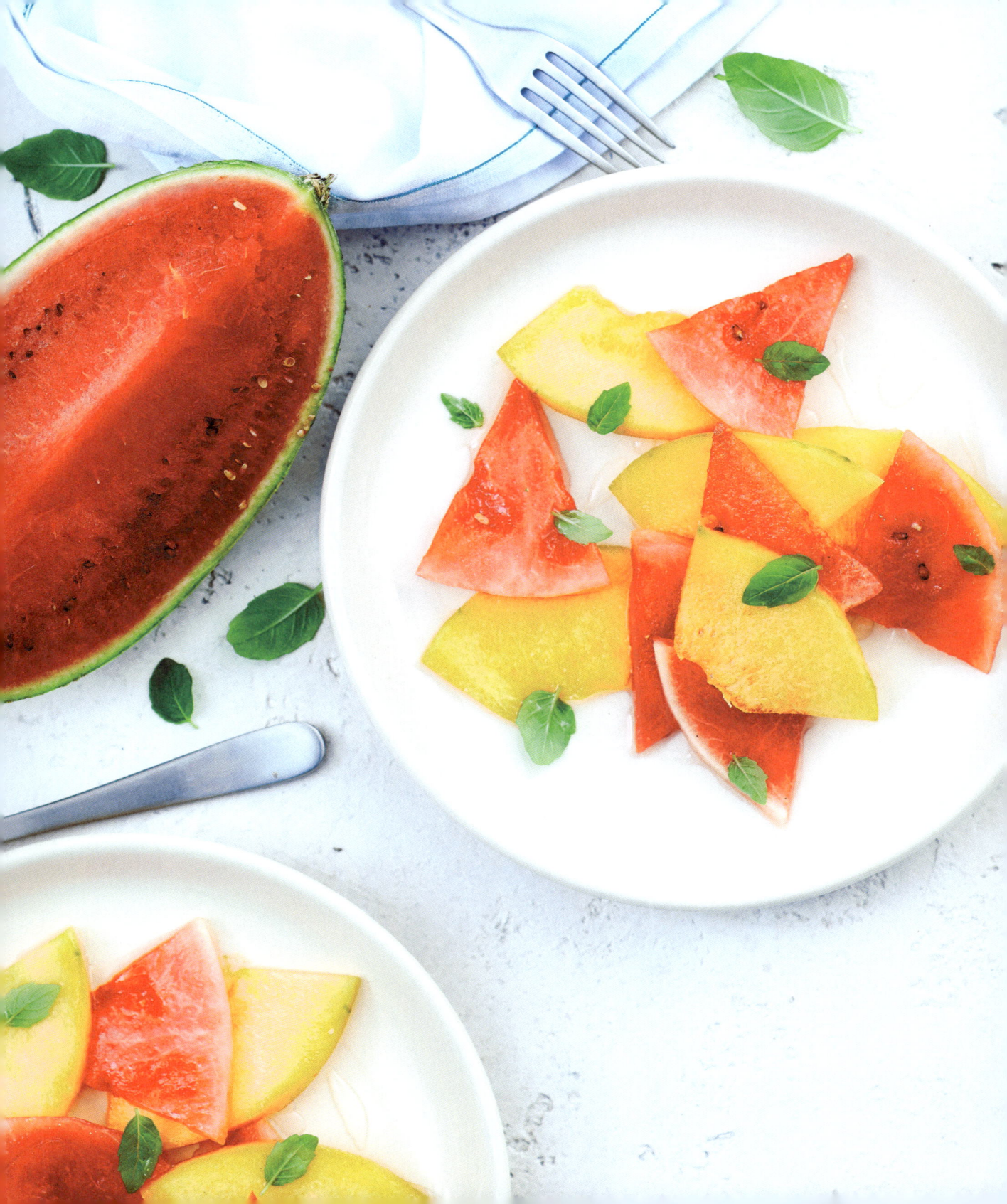

EINFACH

Für **4** Personen
Zubereitungszeit: **10** Minuten
Garzeit: **3** Minuten
Kühlzeit: **2** Stunden
Budget: €€

GRAPEFRUIT UND HEIDELBEEREN MIT HOLUNDERBLÜTENSIRUP

4 Holunderblütendolden • 2 EL Agavendicksaft • 2 g Agar-Agar • 2 Grapefruits • 60 g Heidelbeeren

1. Die Blätter von den Holunderblüten entfernen. 300 ml Wasser mit dem Agavendicksaft aufkochen und die Blüten in die Flüssigkeit tauchen. 2 Minuten köcheln lassen, dann das Agar-Agar zufügen, kräftig umrühren und 30 Sekunden weiterköcheln lassen. Den Holunderblütensirup durch ein Sieb streichen.

2. Die Grapefruits in Filets schneiden und zusammen mit den gewaschenen Heidelbeeren auf den Tellern anrichten. Mit dem Sirup beträufeln. 2 Stunden kalt stellen, damit der Sirup ein wenig geleeartig wird.

GESUNDHEITSINFO
Heidelbeeren sind eine hervorragende Quelle für antioxidativ wirkende Stoffe. Zudem beugen sie Augenkrankheiten vor, wirken entzündungshemmend und bekämpfen Verdauungsstörungen – Durchfall ebenso wie Verstopfung.

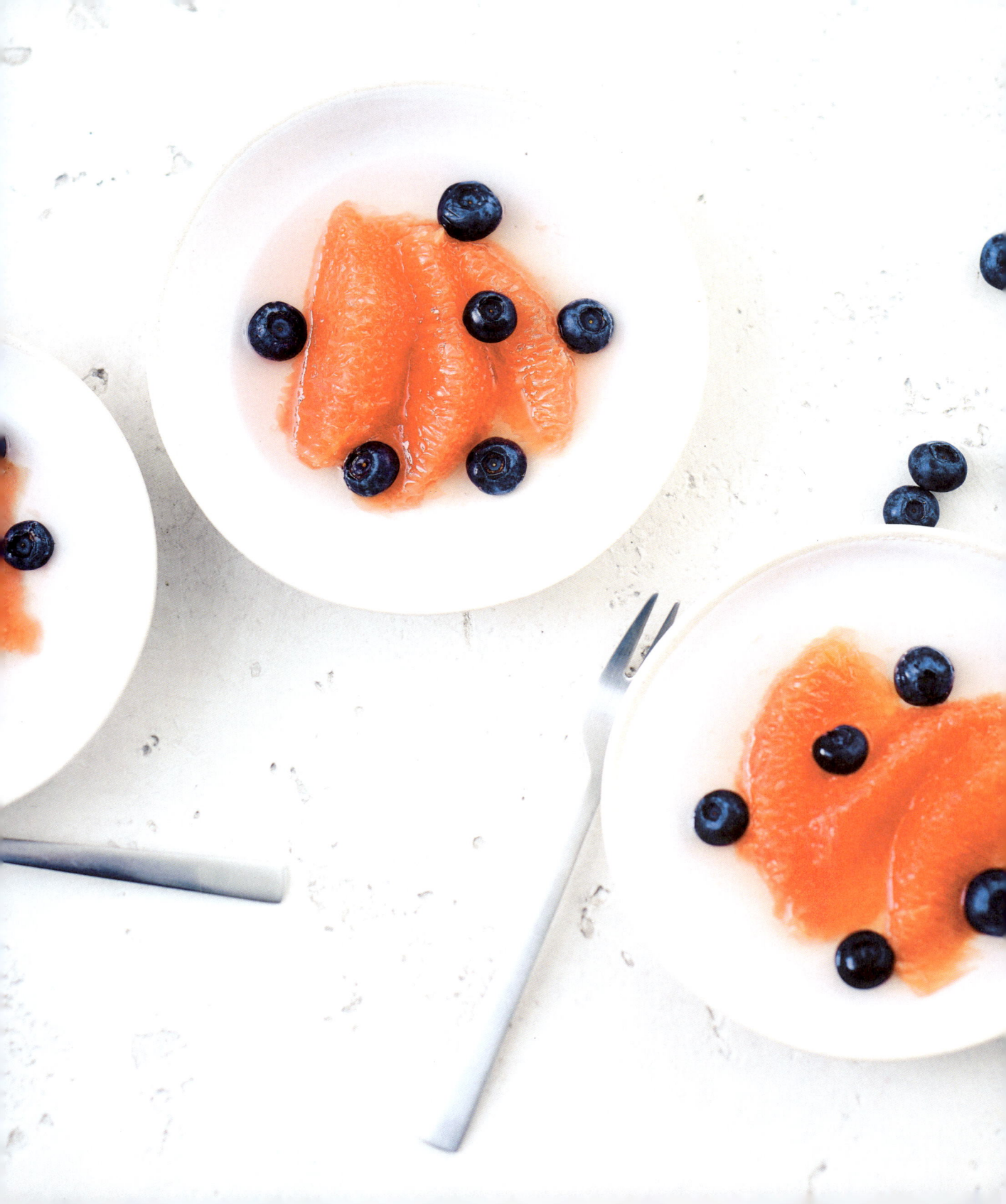

Für **4** Personen
Zubereitungszeit: **10** Minuten
Garzeit: **2** Minuten
Budget: €

WEINTRAUBEN MIT LEICHTEM ESTRAGONSIRUP

2 EL Akazienhonig • 6 Stängel Estragon • 1 kleine Handvoll weiße Trauben • 1 kleine Handvoll rote Trauben

1. 150 ml Wasser in einem Topf mit dem Honig mischen und aufkochen. Die Estragonstängel zufügen und noch 1 Minute mitkochen. Den Topf vom Herd nehmen und die Mischung 5 Minuten ziehen lassen, dann durch ein Sieb streichen. Den Sirup abkühlen lassen und kalt stellen.

2. Die Trauben waschen, abtropfen lassen und mit dem Sirup beträufelt servieren.

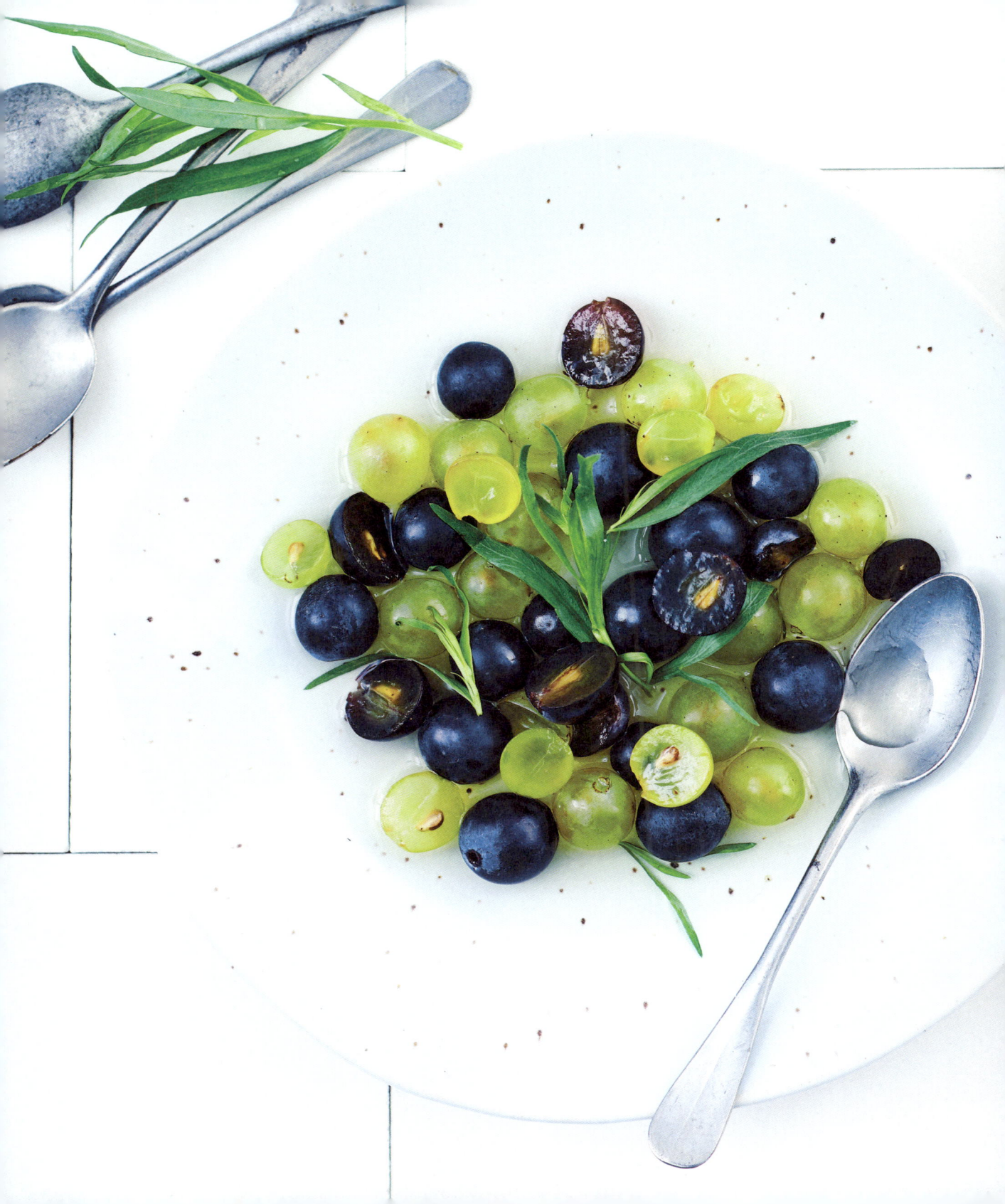

Für **4** Personen
Zubereitungszeit: **15** Minuten
Garzeit: **15** Minuten
Budget: €

ZWEIERLEI PFIRSICH MIT VANILLESIRUP

2 EL Agavendicksaft • 1 Vanilleschote • 4 Stängel Oregano • 2 gelbfleischige Pfirsiche •
2 weißfleischige Pfirsiche

1. In einem Topf 500 ml Wasser mit dem Agavendicksaft mischen. Die Vanilleschote der Länge nach aufschlitzen, das Mark herauskratzen und zusammen mit 3 Stängeln Oregano in den Topf geben. Alles zum Kochen bringen und sofort die gelbfleischigen Pfirsiche hineingeben. Bei schwacher Hitze 10 Minuten garen, anschließend die Pfirsiche im Sirup abkühlen lassen.

2. Die weißfleischigen Pfirsiche schälen, entsteinen und vierteln. Die gegarten Pfirsiche mit einem Schaumlöffel aus der Flüssigkeit heben, etwas abkühlen lassen, schälen und vierteln. Den Vanillesirup durch ein Sieb in einen zweiten Topf streichen, ein paar Minuten bei schwacher Hitze einkochen und anschließend abkühlen lassen.

3. Die Pfirsichviertel auf Desserttellern anrichten und mit dem Vanillesirup beträufeln. Mit den restlichen Oreganoblättern garniert servieren.

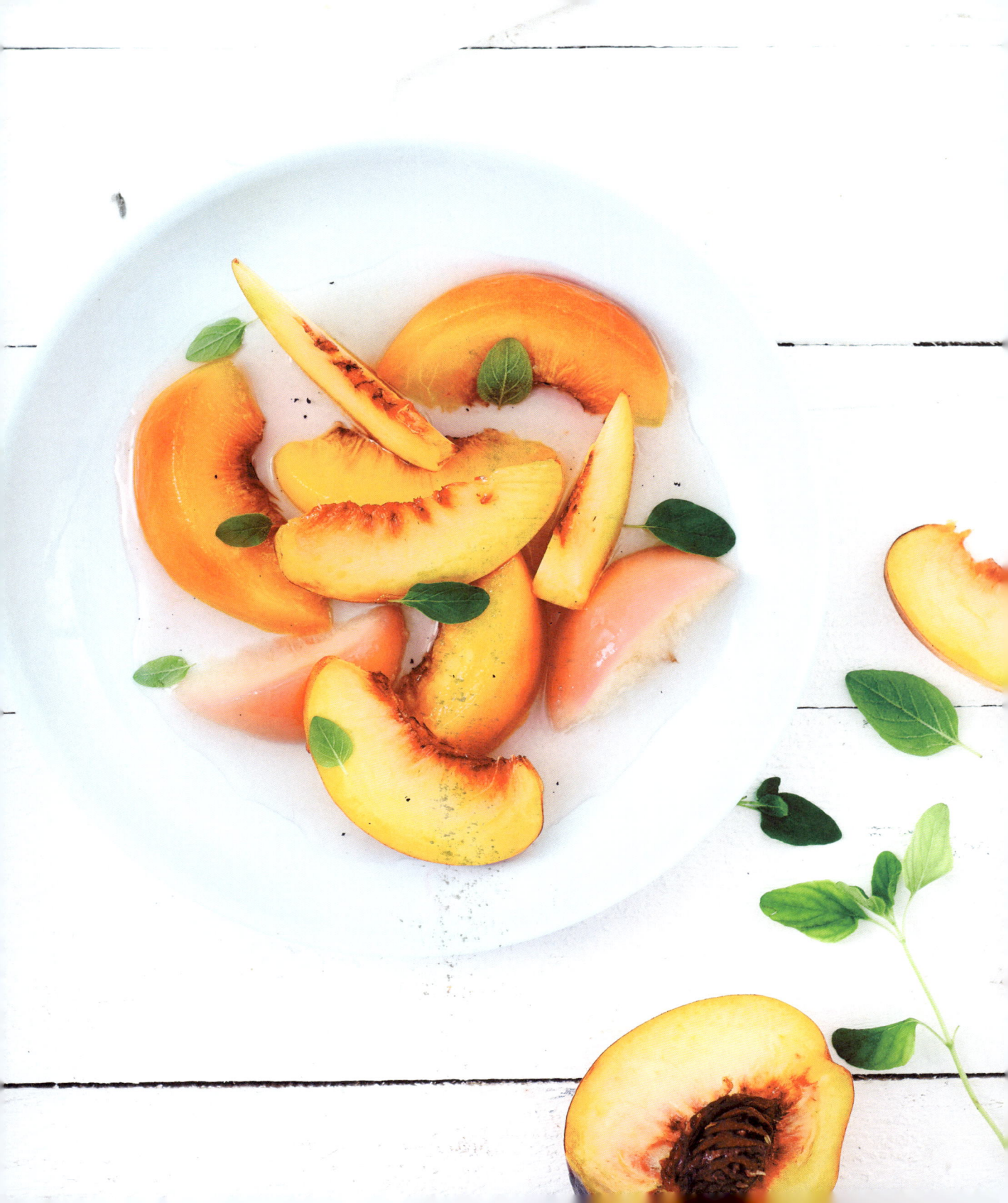

ANANAS MIT LIMETTENZUCKER

1 Bio-Limette • 1 EL Muscovadozucker • 1 Ananas • 6 Stängel Koriandergrün

1. Die Limette waschen und die Schale abreiben. Die Limette auspressen und den Saft beiseitestellen. Die abgeriebene Limettenschale mit dem Muscovadozucker mischen, um diesen zu aromatisieren. Beiseitestellen.

2. Die Ananas schälen, den harten Strunk entfernen und das Fruchtfleisch in Scheiben oder Halbmonde schneiden. Das Koriandergrün waschen und trocknen. Die Ananas mit dem Limettensaft beträufeln, die Korianderblätter von den Stängeln zupfen und daraufstreuen. 1 Stunde kalt stellen und mit dem aromatisierten Muscovadozucker servieren.

GESUNDHEITSINFO

Muscovadozucker ist ein Vollrohrzucker mit intensivem Eigengeschmack. Anders als handelsüblicher Zucker ist er nicht raffiniert. Die Ananas enthält viele Ballaststoffe sowie ein Enzym, das die Verdauung fördert.

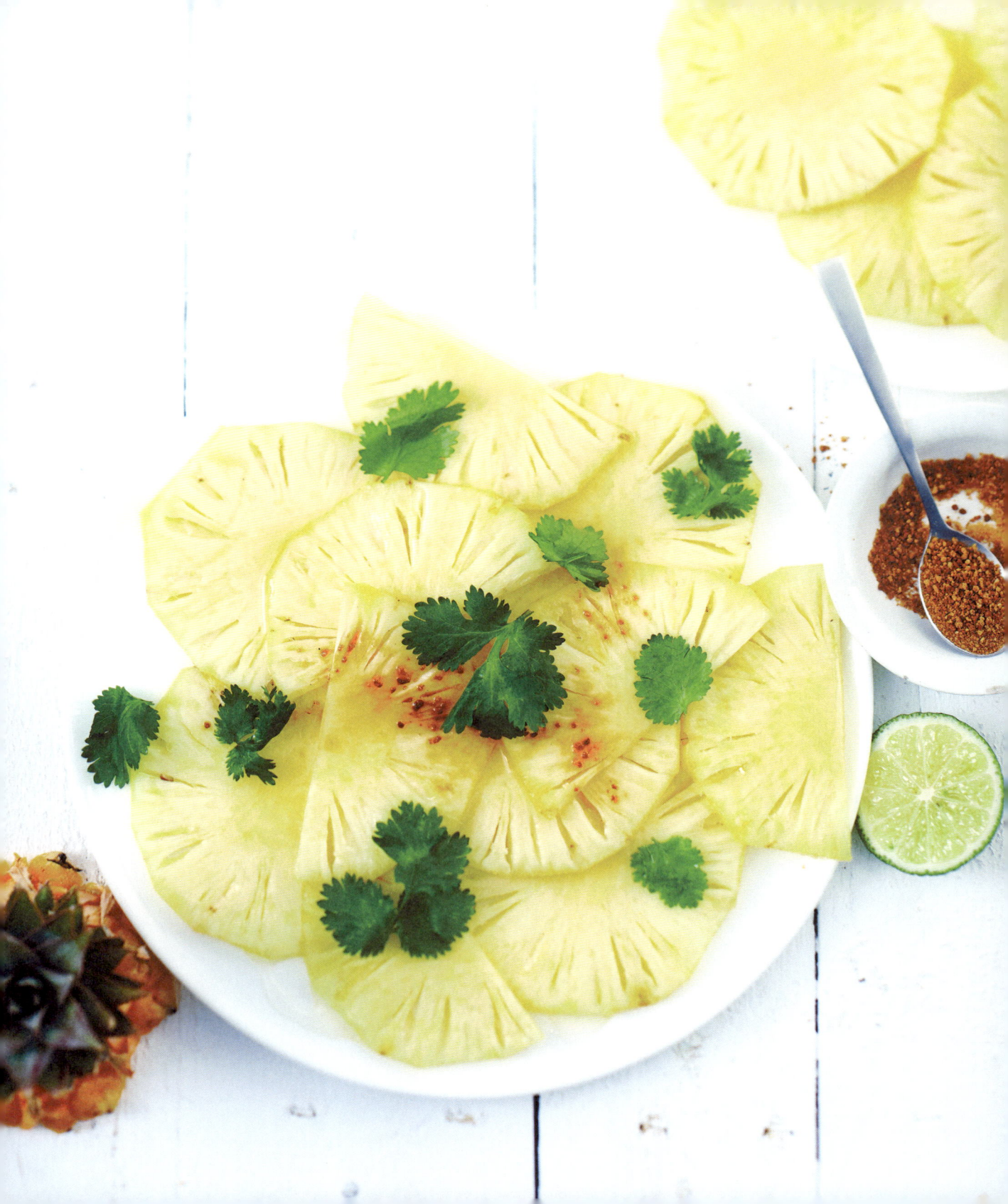

GANZ EINFACH

Für **4** Personen
Zubereitungszeit: **10** Minuten
Kühlzeit: **1** Stunde
Budget: €€

ERDBEEREN MIT KAFFIR-LIMETTE UND ZITRONENGRAS

1 Bio-Kaffirlimette • 1 EL Kokosblütenzucker • 500 g Erdbeeren • 1 Stängel Zitronengras • 1 Limette

1. Die Schale der Kaffirlimette abreiben und mit dem Kokosblütenzucker mischen. Beiseitestellen.

2. Die Erdbeeren waschen, trocknen und den Stielansatz entfernen. Die Erdbeeren je nach Größe halbieren oder vierteln und in eine Schüssel geben. Vom Zitronengras das äußere Blatt entfernen und den Stängel der Länge nach halbieren. Die Limette auspressen, den Saft über die Erdbeeren gießen, die Beeren kurz durchheben. Das Zitronengras mit in die Schüssel geben und alles 1 Stunde im Kühlschrank ziehen lassen.

3. Das Zitronengras entfernen, die Erdbeeren mit dem Limetten-Kokosblütenzucker bestreuen und sofort servieren.

GESUNDHEITSINFO

Die Kaffirlimette ist eine kleine Zitrusfrucht, die der Limette ähnelt. Sie wirkt antiseptisch, verdauungsfördernd und beruhigend. Kokosblütenzucker wird aus dem Blütennektar der Kokospalme gewonnen. Es handelt sich dabei um einen natürlichen Zucker mit niedrigem glykämischen Index (35), verglichen mit herkömmlichem Zucker (70).

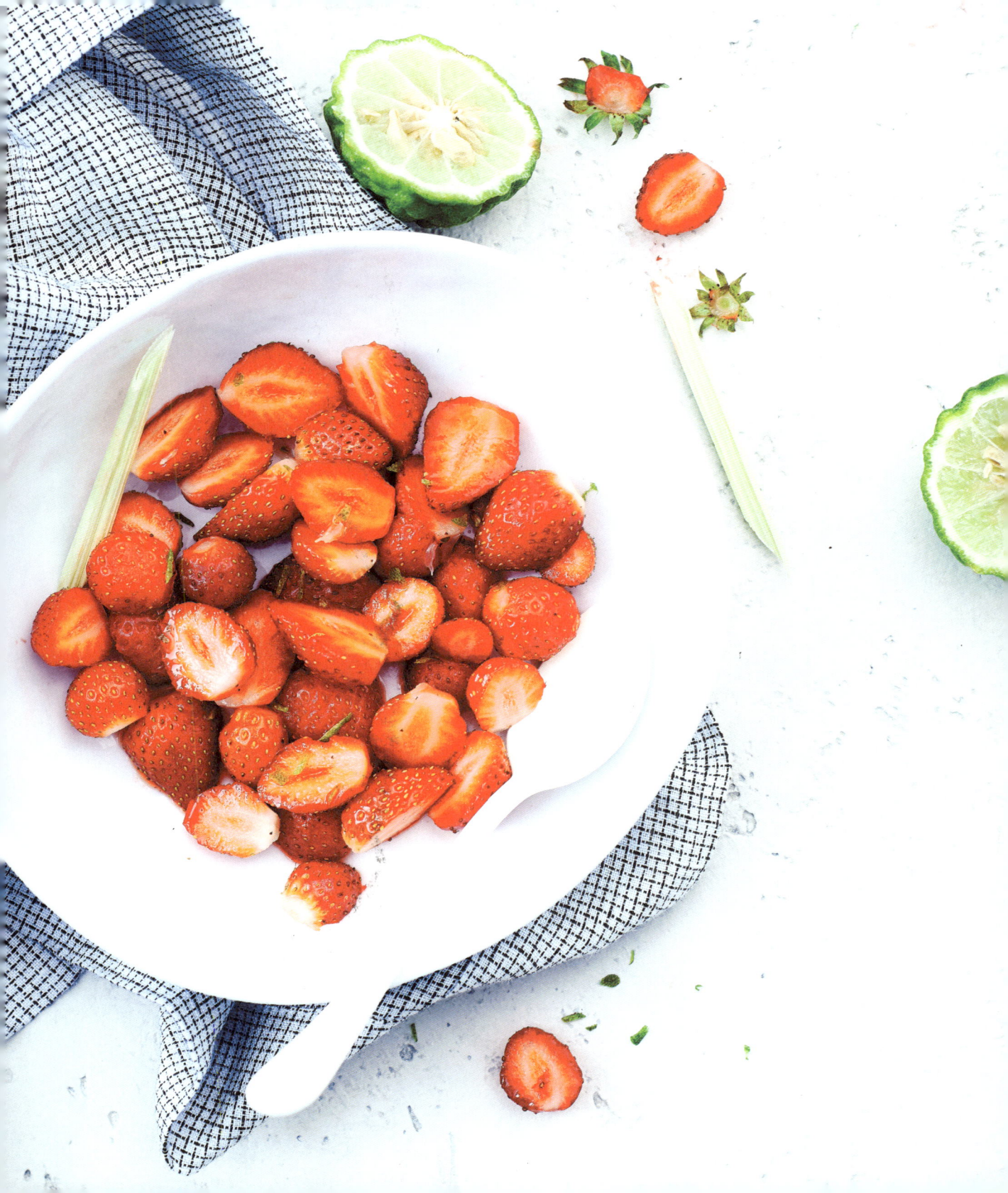

HIMBEEREN UND GRÜNER APFEL MIT SALBEI

200 ml Bio-Apfelsaft • 2 Stängel Salbei • 1 Schälchen Himbeeren (100 g) • ½ Zitrone • 2 grüne Äpfel

1. Den Apfelsaft aufkochen. Die abgezupften Salbeiblätter hinzufügen und 10 Minuten im Saft ziehen lassen. Den Salbei mit dem Schaumlöffel herausnehmen, den Saft abkühlen lassen, dann kalt stellen.

2. Die Himbeeren kurz unter kaltem Wasser abspülen und abtropfen lassen. Die halbe Zitrone auspressen. Die Äpfel waschen und die Kerngehäuse entfernen. Die Äpfel in sehr dünne Scheiben schneiden und diese mit dem Zitronensaft beträufeln.

3. Die Apfelscheiben und die Himbeeren auf kleinen tiefen Tellern anrichten und mit dem Salbei-Apfelsaft tränken.

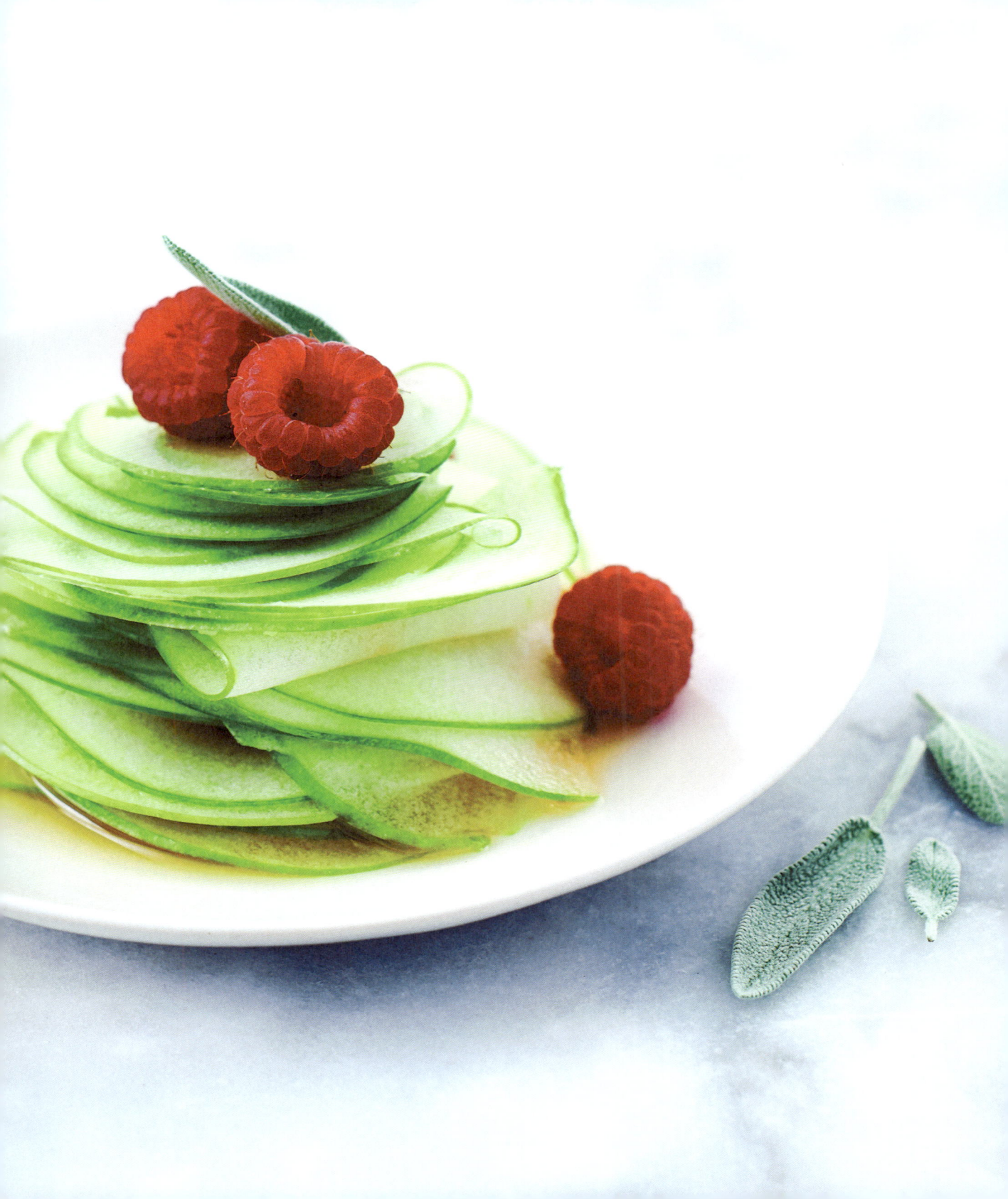

Für **4** Personen
Zubereitungszeit: **5** Minuten
Garzeit: **3** Minuten
Budget: €€

LEICHTER VANILLEQUARK MIT HEIDELBEEREN UND BROMBEEREN

200 g Heidelbeeren • 100 g Brombeeren • 1 Prise gemahlener Zimt • ½ Vanilleschote •
1 EL Agavendicksaft • 200 g Ziegenquark

1. Heidelbeeren und Brombeeren waschen und trocken tupfen. Die Hälfte der Beeren mit dem Zimt in einen Topf geben und 3 Minuten bei niedriger Temperatur erhitzen.

2. Die Vanilleschote der Länge nach halbieren, das Mark mit einer Messerklinge herauskratzen und mit dem Agavendicksaft unter den Quark rühren.

3. Den Vanillequark mit den übrigen Beeren und dem warmen oder abgekühlten Kompott servieren.

GESUNDHEITSINFO

Produkte aus Ziegenmilch sind leichter verdaulich als Kuhmilchprodukte, liefern aber die gleiche Menge an Eiweiß und Kalzium. Agavendicksaft besitzt eine höhere Süßkraft als herkömmlicher Zucker bei einem niedrigen glykämischen Index (25).

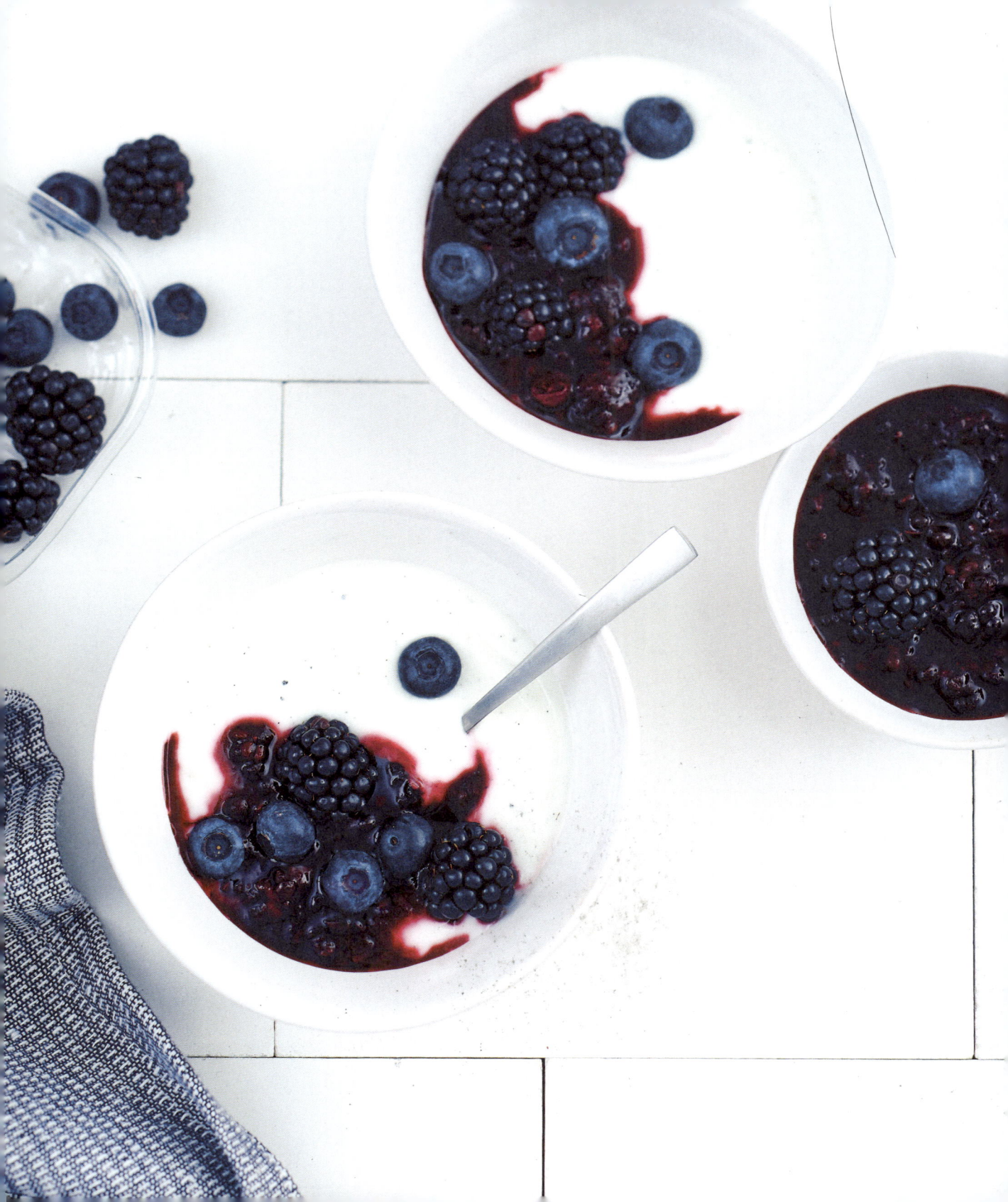

LOCKER-LEICHTER QUARK MIT ZITRUSFRÜCHTEN, BASILIKUM UND MOHN

400 g Ziegenschichtkäse oder Ziegenquark • 1 TL Mohnsamen • 1 ½ Grapefruits • 1 EL Agavendicksaft • 2 Bio-Orangen • 1 Bio-Zitrone • 2 Stängel Basilikum + einige Blätter zum Garnieren

1. Vor der Zubereitung den Schichtkäse 1 Stunde in einem Sieb abtropfen lassen.

2. Den abgetropften Schichtkäse mit dem Mohn und dem Saft von ½ Grapefruit sowie dem Agavendicksaft aufschlagen. In Tellerchen oder Gläser füllen und kalt stellen.

3. Die Schale der Orangen und der Zitrone abreiben. Die Zitrone und 1 Orange auspressen. Saft und abgeriebene Schale in einen Topf geben, aufkochen und 5 Minuten köcheln lassen. Vom Herd nehmen, die Basilikumblätter zufügen und ziehen lassen.

4. Die übrige Grapefruit und Orange in Filets schneiden. Den aufgeschlagenen Schichtkäse mit den Grapefruit- und Orangenfilets anrichten, mit der Basilikum-Zitrus-Sauce beträufeln und mit einigen Basilikumblättern garniert servieren.

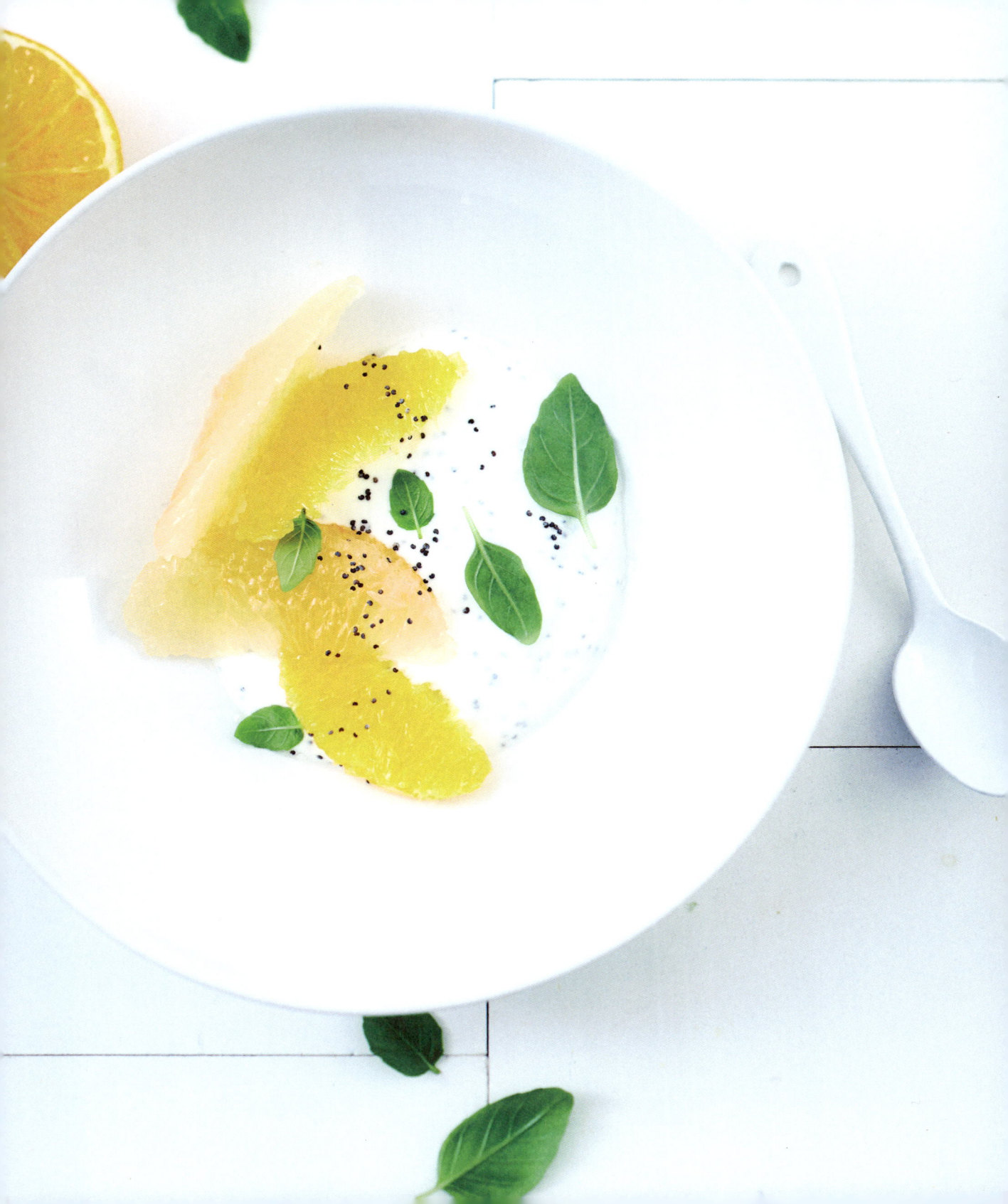

Für **4** Personen
Zubereitungszeit: **15** Minuten
Einweichzeit: **15** Minuten
Budget: €€

ZIEGENJOGHURT MIT CHIASAMEN, PFLAUMEN UND MANDELN

1 EL Chiasamen • ½ Vanilleschote • 200 g Ziegenjoghurt • 1 EL Honig • 2 rote Pflaumen • 2 gelbe Pflaumen • 2 getrocknete Aprikosen • einige Mandeln

1. Die Chiasamen 15 Minuten in 4 EL Wasser einweichen, dabei regelmäßig umrühren.

2. Die Vanilleschote der Länge nach halbieren und mit einer Messerklinge das Mark herauskratzen. Den Joghurt mit dem Honig und dem Vanillemark mischen. Wenn die Chiasamen schön aufgequollen sind, diese ebenfalls unter den Joghurt mischen.

3. Die Pflaumen waschen, entsteinen, die roten vierteln und die gelben zusammen mit den getrockneten Aprikosen im Mixer pürieren.

4. Den Chiasamen-Vanillejoghurt mit den Pflaumenvierteln und dem Pflaumenpüree auf Tellern anrichten, mit den grob zerkleinerten Mandeln bestreuen und servieren.

GESUNDHEITSINFO

Chiasamen sind reich an löslichen Ballaststoffen, die eine wichtige Rolle für das Sättigungsgefühl und die Regulierung der Darmtätigkeit spielen. Sie enthalten zudem Omega-3-Fettsäuren, Kalzium und Magnesium sowie Verbindungen mit antioxidativer Wirkung.

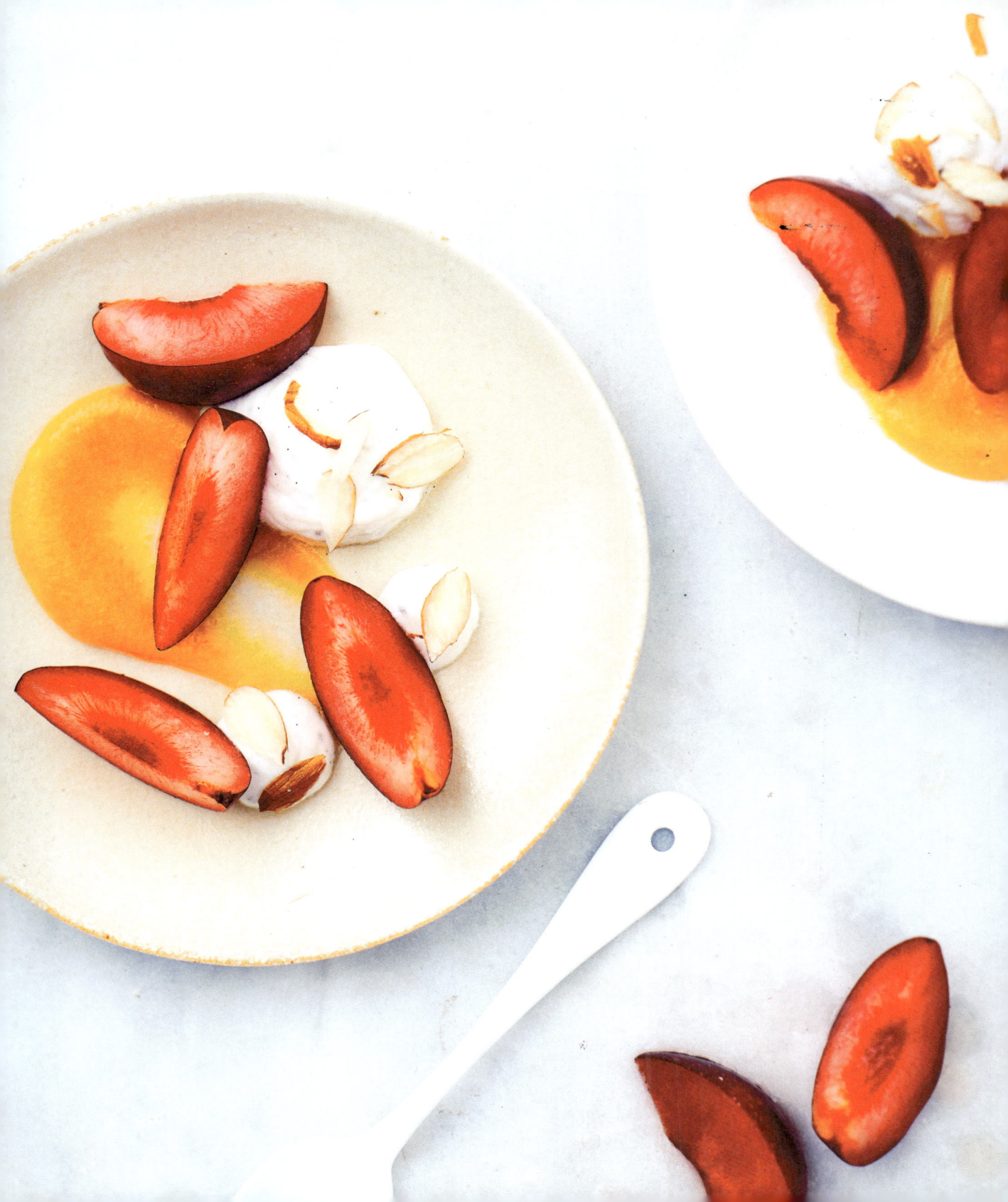

Für **4** Personen
Zubereitungszeit: **10** Minuten
Kühlzeit: etwa **1** Stunde
Budget: €€

SCHOKOCREME MIT FEIGEN UND HIMBEEREN

1 Avocado • 1 Banane • Saft von ½ Zitrone • 100 ml Mandelmilch • 4 getrocknete Feigen •
1 EL Ahornsirup • 1 EL Kokosöl • 60 g Rohkakaopulver • 125 g Himbeeren • 2 rote Feigen

1. Die Avocado halbieren, den Kern entfernen und das Fruchtfleisch aus der Schale lösen. Zusammen mit der geschälten Banane, dem Zitronensaft, der Mandelmilch, den in Stücke geschnittenen getrockneten Feigen, dem Ahornsirup und dem Kokosöl in den Mixer geben. So lange mixen, bis eine homogene Masse entsteht.

2. Die Masse in eine Schüssel füllen, das Kakaopulver zugeben und unterrühren. Etwa 1 Stunde kalt stellen. Die Himbeeren kurz unter kaltem Wasser abspülen, die frischen Feigen vierteln. Die Früchte mit der Schokocreme anrichten und servieren.

GESUNDHEITSINFO
Roher Kakao enthält eine große Menge an Antioxidantien. Zudem ist er ein hervorragender Lieferant von Magnesium, Eisen und Spurenelementen. In kleineren Mengen verzehrt, wirkt er anregend und hilft gegen Stress.

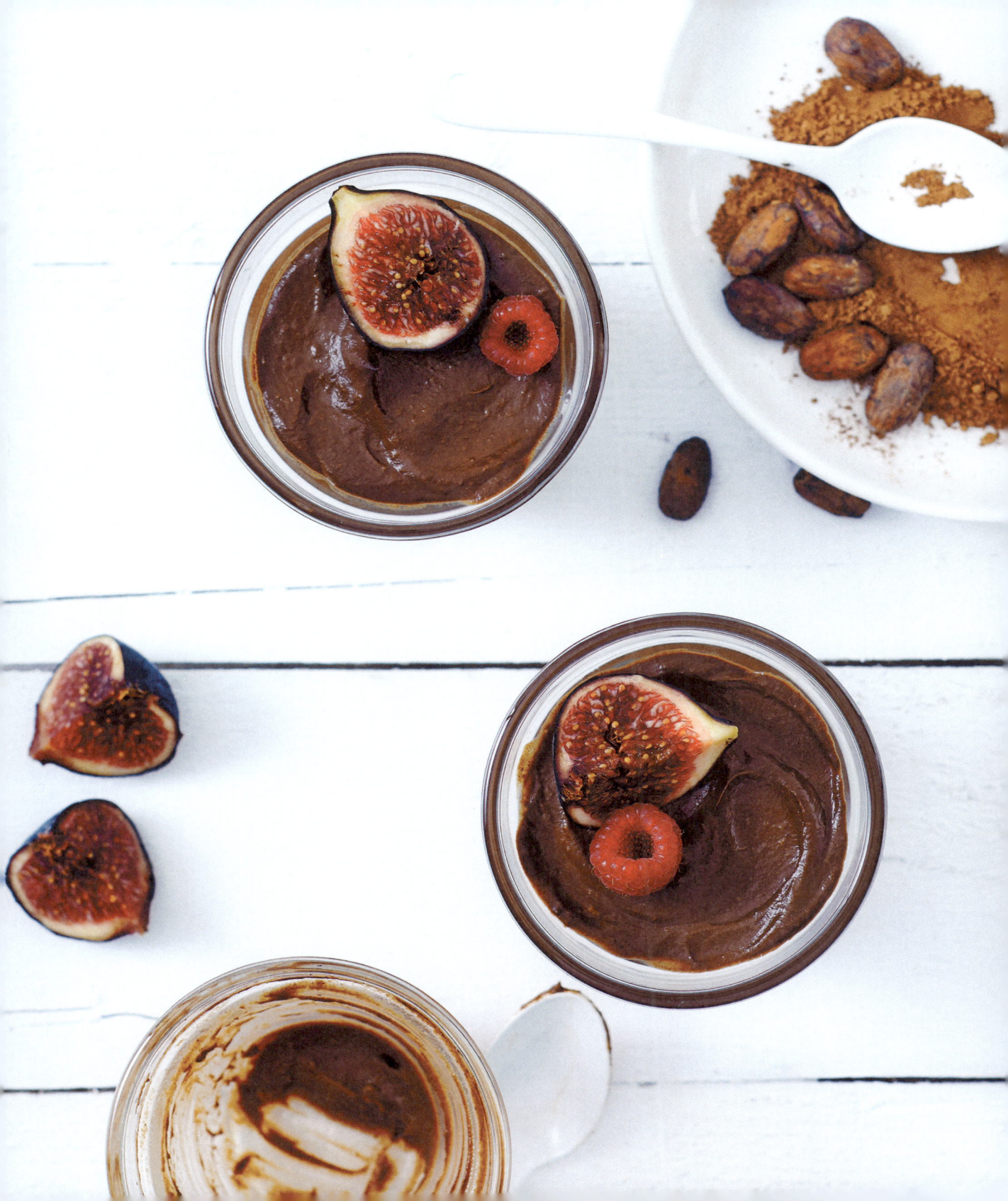

EINFACH

Für **4** Personen
Zubereitungszeit: **10** Minuten
Garzeit: **10** Minuten
Kühlzeit: **10** Minuten
Budget: €€

RHABARBERKOMPOTT MIT ORANGEN, ERDBEEREN UND THYMIAN

2 Orangen • 6 Stangen Rhabarber • 3 EL Agavendicksaft • 200 g Erdbeeren •
3 Zweige Zitronenthymian

1. Die Orangen auspressen. Den Rhabarber waschen und in kleine Stücke schneiden. Mit 2½ EL Agavendicksaft und Orangensaft in einem Topf aufkochen und 10 Minuten köcheln lassen.

2. Die Erdbeeren waschen, von den Stielansätzen befreien und halbieren. Den Zitronenthymian abspülen und trocken tupfen. Die Erdbeeren mit dem Zitronenthymian und dem restlichen Agavendicksaft mischen, 10 Minuten kalt stellen und ziehen lassen. Die Erdbeeren mit dem Rhabarberkompott servieren.

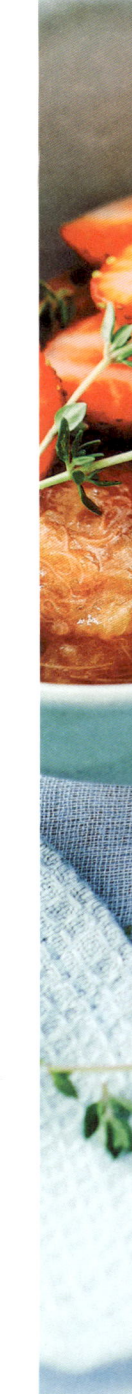

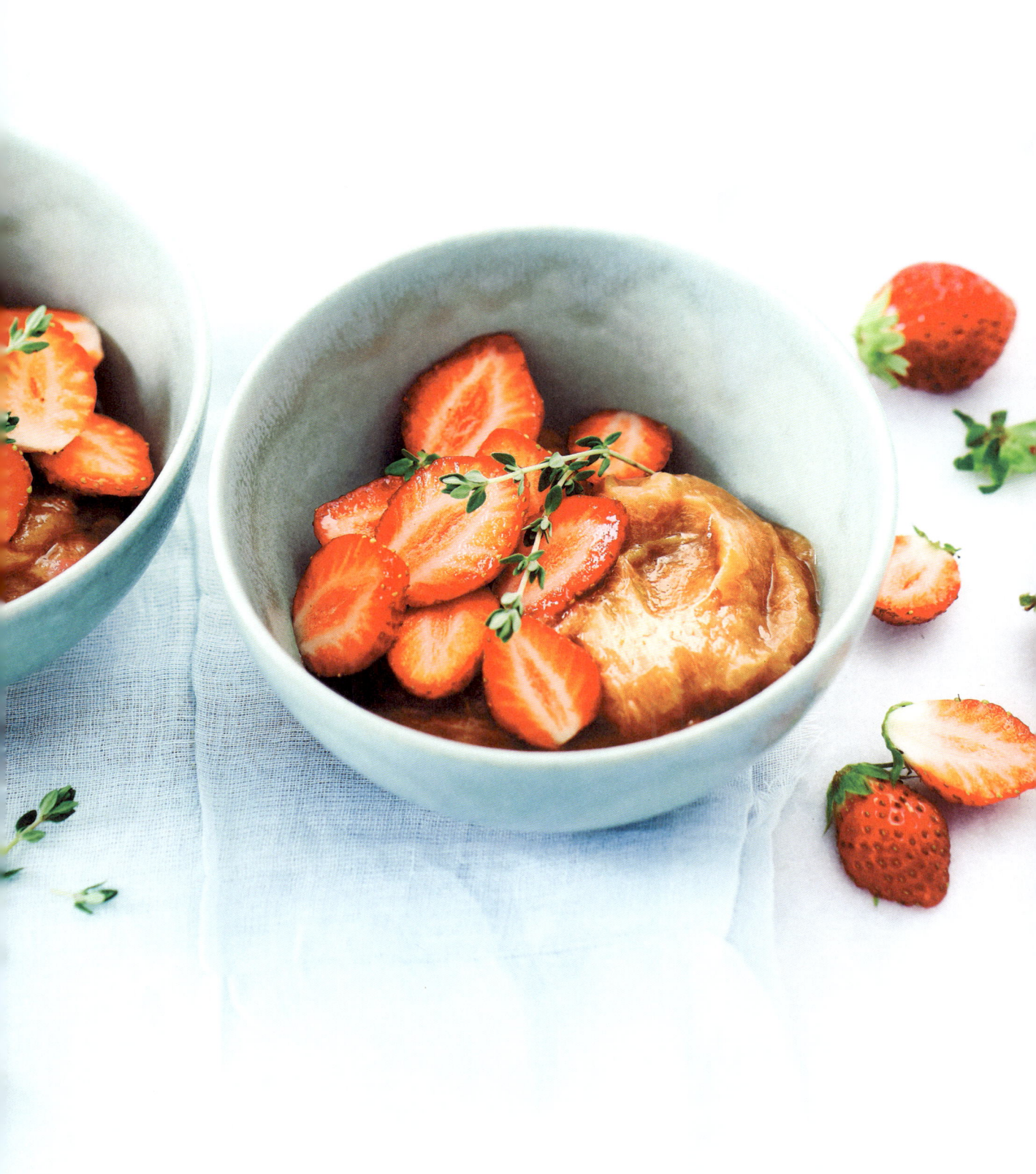

Für **4** Personen
Zubereitungszeit: **20** Minuten
Garzeit: **3** Minuten
Kühlzeit: **2** Stunden
Budget: €€

ROTE BEEREN MIT MANDEL-SOJA-PANNACOTTA

300 ml Mandelmilch • 200 g Sojasahne • 1 EL Kokosblütenzucker • 1 g Agar-Agar • ¼ Tonkabohne • 200 g rote Beeren (z. B. Erdbeeren, Himbeeren und Johannisbeeren)

1. Die Mandelmilch und die Sojasahne mit dem Kokosblütenzucker und dem Agar-Agar in einen Topf geben. Die Tonkabohne darüberreiben, gut umrühren und die Mischung zum Kochen bringen. 30 Sekunden köcheln lassen, dann in Gläser oder kleine Schalen füllen. Abkühlen lassen und mindestens 2 Stunden kalt stellen.

2. Währenddessen die Beeren abspülen, falls nötig vom Stielansatz befreien und klein schneiden. Die Beeren mit der Pannacotta servieren. Zusätzlich können Sie auch eine selbst gemachte Frucht-Coulis zubereiten (siehe unten).

FRUCHT-COULIS AUS ROTEN BEEREN
Für eine selbst gemachte Coulis – eine Sauce aus roten Beeren – werden 200 g gemischte rote Beeren (vorher abspülen) mit 1 EL Agavendicksaft, dem Saft von ½ Zitrone und 1 EL Wasser im Mixer püriert. Das Fruchtpüree durch ein feines Sieb streichen.

GESUNDHEITSINFO
Mandelmilch ist die Flüssigkeit, die beim Mahlen von Mandeln entsteht. Sie enthält keine Laktose und ist daher leichter verdaulich als Kuhmilch. Die mit Kalzium angereicherte Sorte ist zu bevorzugen.

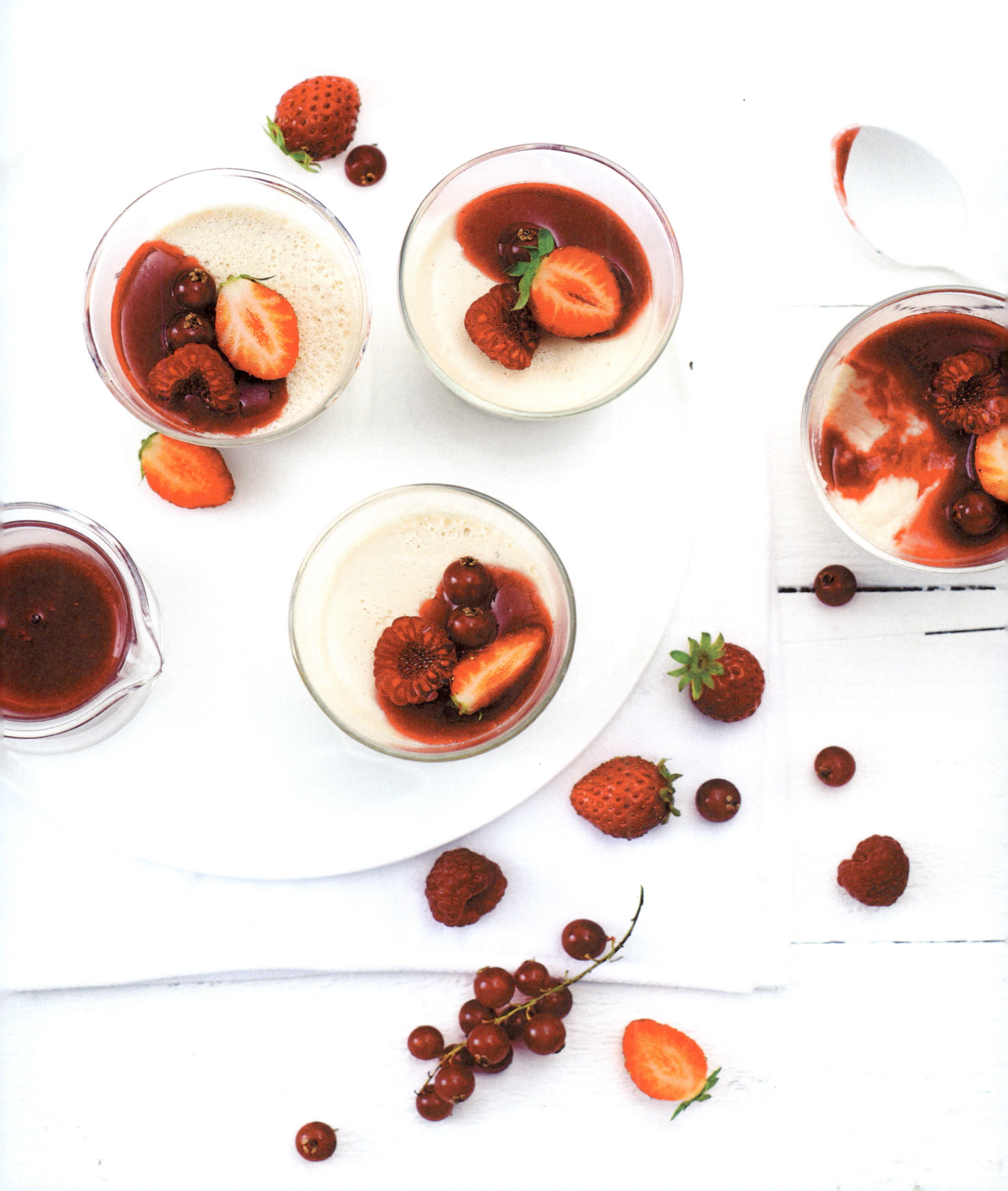

Für **4** Personen
Zubereitungszeit: **10** Minuten
Gefrierzeit: **2** Stunden
Budget: €€

GRANATAPFEL-BLUTORANGEN-GRANITÉ MIT INGWER

1 kleine rote Chilischote • 1 Stück Ingwer (2 cm) • 200 ml Granatapfelsaft • 150 ml Blutorangensaft • 2 EL Agavendicksaft

1. Die Chilischote waschen und die Kerne entfernen. Den Ingwer schälen und grob hacken. Granatapfel- und Orangensaft mit 150 ml Wasser, dem Agavendicksaft, der Chilischote und Ingwer im Mixer mixen. Den Saft durch ein Sieb streichen und in eine flache Form füllen. Mindestens 2 Stunden im Gefrierfach kalt stellen. Während des Gefrierens die Mischung regelmäßig umrühren. Körnig gefroren, ist die Granité fertig zum Servieren.

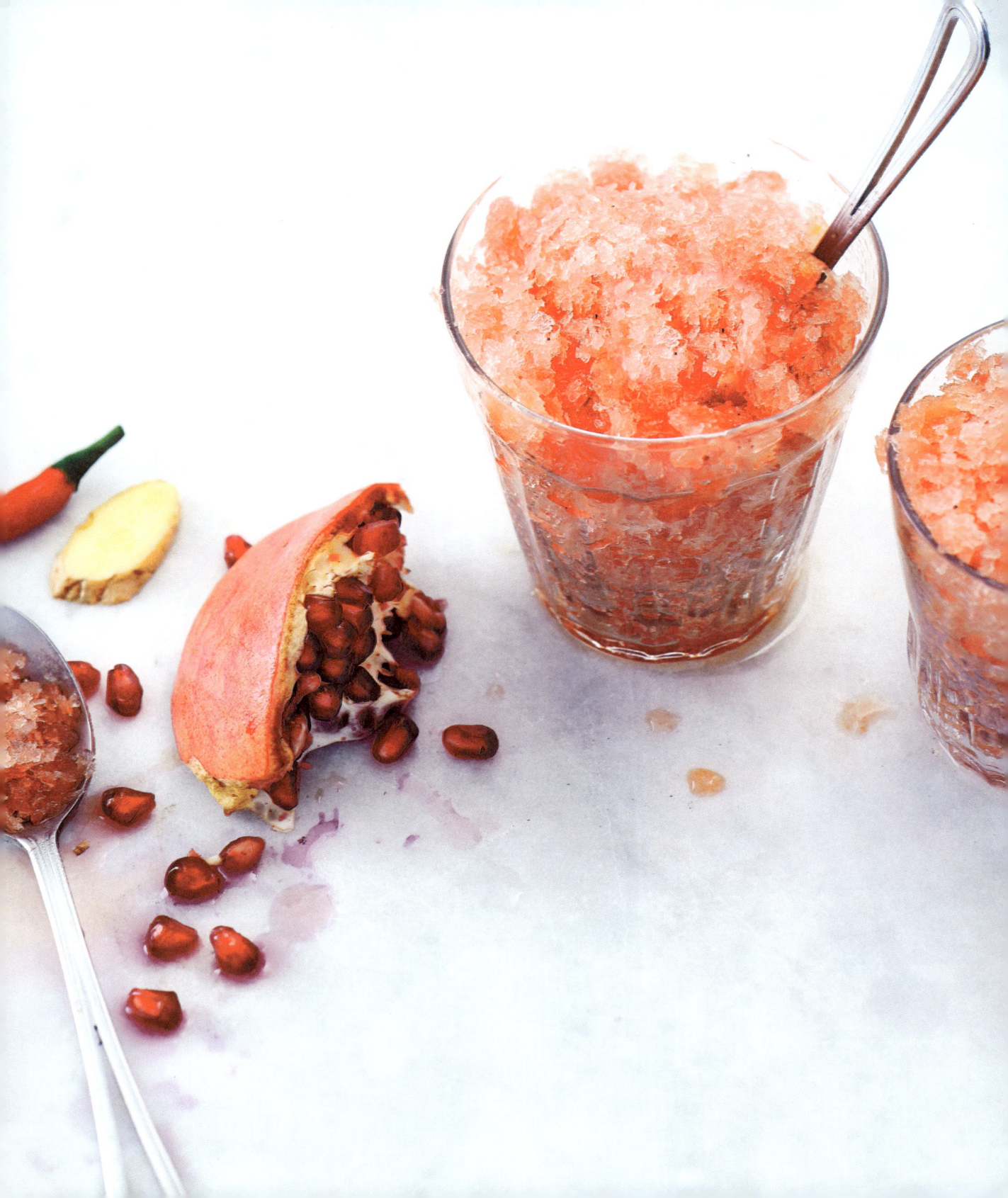

Für **4** Personen
Zubereitungszeit: **5** Minuten
Budget: €

LEICHTE HIMBEERCREME

250 g Seidentofu • 3 EL Agavendicksaft • 150 g Himbeeren

1. Den Seidentofu abtropfen lassen. Mit dem Agavendicksaft im Mixer pürieren. Die Himbeeren kurz kalt abspülen und trocknen. 125 g Himbeeren unter den Tofu mixen, bis eine homogene Creme entsteht. Diese kalt stellen und kurz vor dem Servieren mit den übrigen Himbeeren garnieren.

GESUNDHEITSINFO
Himbeeren wirken aufgrund ihrer vielen Ballaststoffe abführend. Sie enthalten wenig Zucker und liefern stattdessen viel Vitamin C, Magnesium und sogar Kalzium.

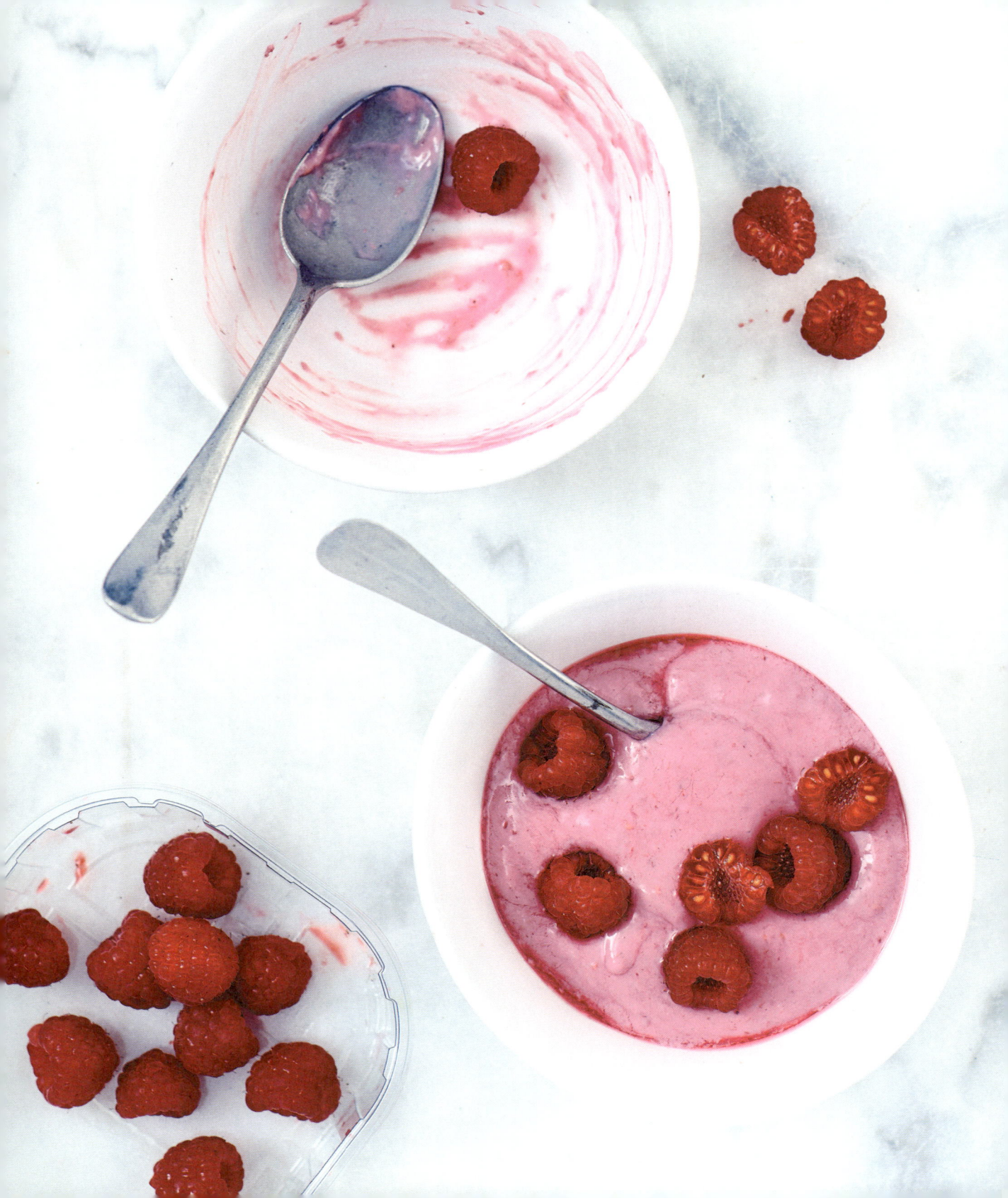

GLOSSAR

ACAI-BEEREN

Acai-Beeren sind die Früchte der Kohlpalme, einer südamerikanischen Palmenart. Die 1–2 cm großen runden, dunkelblauen Beeren werden in Brasilien angebaut und meist schon vor Ort zu Pulver, Saft oder Kapseln verarbeitet. In dieser Form hat die Acai-Beere sich einen gewissen Ruf als Diät-Wundermittel erworben. Angeblich soll sie den Stoffwechsel anregen und den Hunger mildern. Nachweisen ließ sich das bisher nicht; unbestritten ist jedoch, dass die Beeren gesund sind: Sie liefern viele Vitamine, Mineralien und essenzielle Fettsäuren, vor allem enthalten sie eine große Menge Antioxidantien – Stoffe, die die Alterungsprozesse in Zellen verlangsamen.

AGAR-AGAR

Agar-Agar ist ein pflanzliches Geliermittel, das aus verschiedenen Algenarten, vor allem Rotalgen, hergestellt wird. In Japan und China ist es schon seit dem 17. Jahrhundert bekannt. Chemisch handelt es sich dabei um ein Polysaccharid, einen Mehrfachzucker. Agar-Agar – der Name stammt aus dem Malaiischen – ist ein hervorragender veganer Ersatz für Gelatine und lässt beispielsweise Süßspeisen, Puddings oder Marmeladen dickflüssig bis schnittfest gelieren. Im Gegensatz zur Gelatine muss es jedoch sehr sparsam dosiert werden: 1/4 TL bzw. 1 Msp. Agar-Agar genügen, um 200 ml Flüssigkeit anzudicken. Damit es seine Gelierkraft entfaltet, muss es 1–2 Minuten mit der betreffenden Zubereitung gekocht werden.

AGAVENDICKSAFT

Das Süßungsmittel, auch Agavensirup genannt, wird in Mexiko aus Agaven gewonnen. Der geerntete Saft der Agave wird zu einem hellgelben bis bernsteinfarbenen Sirup eingedickt. Agavendicksaft dient als Ersatz für Zucker und – besonders in der veganen Küche – für Honig. Seine Süße stammt von den Kohlenhydraten Glukose und, deutlich überwiegend, Fruktose. Wie Honig ist diese rein pflanzliche Süße gut löslich in Flüssigkeiten und besitzt in der helleren Variante keinen ausgeprägten Eigengeschmack.

CHIASAMEN

Die Mexikanische Chia stammt, wie der Name sagt, aus Mexiko und Mittelamerika und gehört botanisch zur Gattung Salbei. Ihre Samen waren schon bei den Maya und Azteken beliebt. Inzwischen erlebt die Salbeipflanze einen echten Boom in den USA und in Europa: Chiasamen gelten, neben einigen anderen Lebensmitteln, als »Superfood«. Auch wenn sie in Wahrheit keine Wunder wirken können, so sind die kleinen, braunen Samen doch reich an Omega-3-Fettsäuren, Eiweiß, Vitaminen, Spurenelementen und Antioxidantien.

MANDELMILCH, HASELNUSSMILCH

Mandelmilch wird durch natürliche Extraktion aus Mandeln und Wasser hergestellt. Schon im Mittelalter in Europa bekannt, ist Mandelmilch bis heute in Sizilien und Süditalien traditionell beliebt als Getränk und Zutat von Gebäck und Süßspeisen. Milch aus Mandeln oder Haselnüssen lässt sich auch einfach selbst machen, sie ist dann allerdings weniger lange haltbar als gekaufte Mandel- oder Nussmilch.

MISO-PASTE

Aus der japanischen Küche ist diese Paste nicht wegzudenken: Sie wird durch Fermentierung aus Sojabohnen und Reis, Gerste oder einem anderen Getreide hergestellt. Miso wird für Brühe, aber auch zum Würzen von Fleisch-, Fisch- oder Gemüsegerichten verwendet. Es wird in drei Sorten angeboten, die sich durch ihre Farbe und ihren Fermentationsgrad und damit durch ihren Geschmack unterscheiden.

PHYSALIS

Auch als Kapstachelbeere bezeichnet, wurde diese Pflanze von portugiesischen Seefahrern nach Südafrika gebracht. Ihre ursprüngliche Heimat liegt in Südamerika. Die orangefarbenen Beeren, die von lampionartigen Hüllen umschlossen werden, sind sehr reich an Vitamin C, außerdem enthalten sie Provitamin A, Eisen und Phosphor. Sie schmecken halb süß, halb säuerlich-erfrischend. Die Beeren sind auch getrocknet im Bioladen oder Reformhaus erhältlich.

QUINOA

Sie sieht aus wie eine Getreidesorte, ist aber botanisch ein Gänsefußgewächs, ein sogenanntes Pseudogetreide. Die Quinoa stammt aus Südamerika und wurde von den Inka in den Hochanden Perus und Boliviens schon vor über 5000 Jahren kultiviert. Da sie viel mehr Eiweiß als die bekannten Getreidesorten liefert, ist sie gerade für Vegetarier und Veganer eine wertvolle Ressource. Außerdem sind die etwa hirsegroßen Samen reich an Ballaststoffen, Eisen und Spurenelementen. Da sie kein Gluten enthält, ist Quinoa besser verdaulich als Weizen und wirkt unterstützend bei einer Detox-Kur.

SOJAMILCH, SOJASAHNE, SOJAJOGHURT

Sojamilch wird aus eingeweichten, gekochten und pürierten gelben Sojabohnen hergestellt. Traditionell gibt es Sojamilch schon seit vielen Jahrhunderten in China und Japan, zu Beginn des 20. Jahrhunderts fand sie den Weg in die westliche Welt. Sojamilch ähnelt in ihrem Eiweißgehalt der Kuhmilch und kann diese bei einer laktosefreien oder veganen Ernährungsweise in den meisten Rezepten ersetzen. Sojajoghurt ist ein fermentiertes Produkt aus Sojamilch. Sojasahne entsteht durch Versetzen von Sojamilch mit pflanzlichem Öl, natürlichen Emulgatoren und Stabilisatoren. Sie dient als pflanzlicher Ersatz für Sahne und Crème fraîche.

SPIRULINA

Im Handel auch »Mikroalge« genannt, gehört Spirulina wissenschaftlich zu den Cyanobakterien. In der Natur kommt sie in stark alkalischen Salzseen der Tropen und Subtropen vor. Als Nahrungsergänzungsmittel wird die Alge in Pulver-, Kapsel- oder Tablettenform angeboten. Spirulina ist reich an Eiweiß, Eisen und Vitaminen. Da sie Schwermetalle gut absorbiert, gilt sie als natürliches Entgiftungsmittel.

TOFU

Dieses seit fast 2000 Jahren in Ostasien verbreitete Lebensmittel wird durch Gerinnung aus Sojamilch gewonnen und ähnelt in seiner Herstellung der von Quark bzw. Käse aus Kuhmilch – deshalb wird Tofu auch »Sojaquark« genannt. Je nach Konsistenz und Herstellungsverfahren unterscheidet man verschiedene Arten von Tofu. Der weiche, geschmeidige Seidentofu (Rezept siehe Seite 182) eignet sich gut als Basis für Süßspeisen oder zum Verfeinern von Saucen. Räuchertofu (Rezept siehe Seite 146), dem durch Räuchern Wasser entzogen wird, hat dagegen eine festere Konsistenz und eine herzhafte Geschmacksnote.

TONKABOHNE

Der oval-längliche Samen der pfirsichähnlichen Frucht des Tonkabaumes ist in Südamerika beheimatet. Heute wird die Tonkabohne auch in Teilen Afrikas angebaut. Die Bohne duftet bittersüß und üppig nach Vanille und Bittermandel. Der Geschmack der Tonkabohne ist zunächst auch leicht bitter, hinterlässt dann aber einen süß-herben Nachklang. Die Tonkabohne enthält viel Kumarin und sollte daher nur in kleinen Mengen verwendet werden.

ZATAR

Diese Gewürzmischung erfreut sich im Nahen Osten und in Nordafrika großer Beliebtheit. Ihre Grundbestandteile sind Sumach – ein Gewürz mit säuerlich-fruchtiger Note –, Salz, geröstete Sesamsamen und getrocknete mediterrane Kräuter wie Thymian, Oregano und Majoran. Im Libanon und in Israel wird die aromatische Gewürzmischung traditionell mit Olivenöl vermischt auf Fladenbrote gestrichen.

REZEPTE VON A–Z

REZEPTE NACH KAPITELN

Hauptgerichte

Desserts

SELBST GEMACHT

WEITERE TITEL AUS DER REIHE

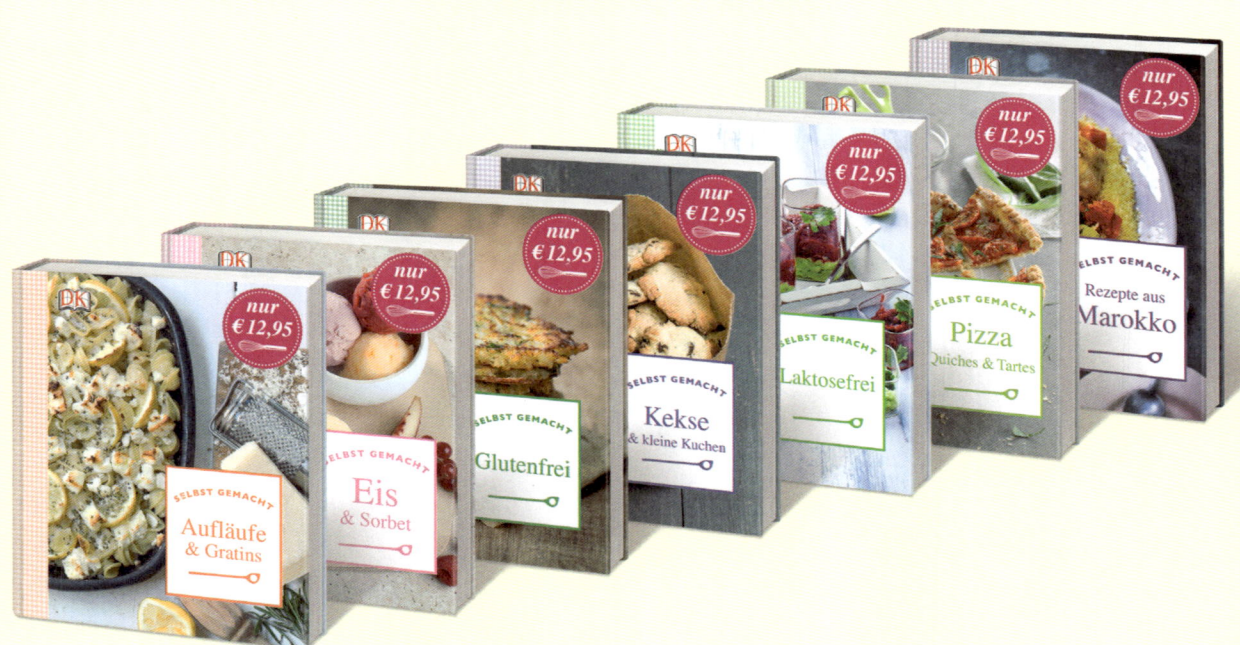

Selbst gemacht
Aufläufe & Gratins
ISBN 978-3-8310-2664-7

Selbst gemacht
Eis & Sorbet
ISBN 978-3-8310-2572-5

Selbst gemacht
Glutenfrei
ISBN 978-3-8310-2744-6

Selbst gemacht
Kekse & kleine Kuchen
ISBN 978-3-8310-2662-3

Selbst gemacht
Laktosefrei
ISBN 978-3-8310-2829-4

Selbst gemacht
Pizza, Quiches & Tartes
ISBN 978-3-8310-2569-5

Selbst gemacht
Rezepte aus Marokko
ISBN 978-3-8310-2571-8

SELBST GEMACHT

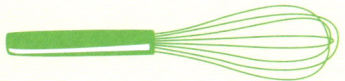

JEWEILS € 12,95

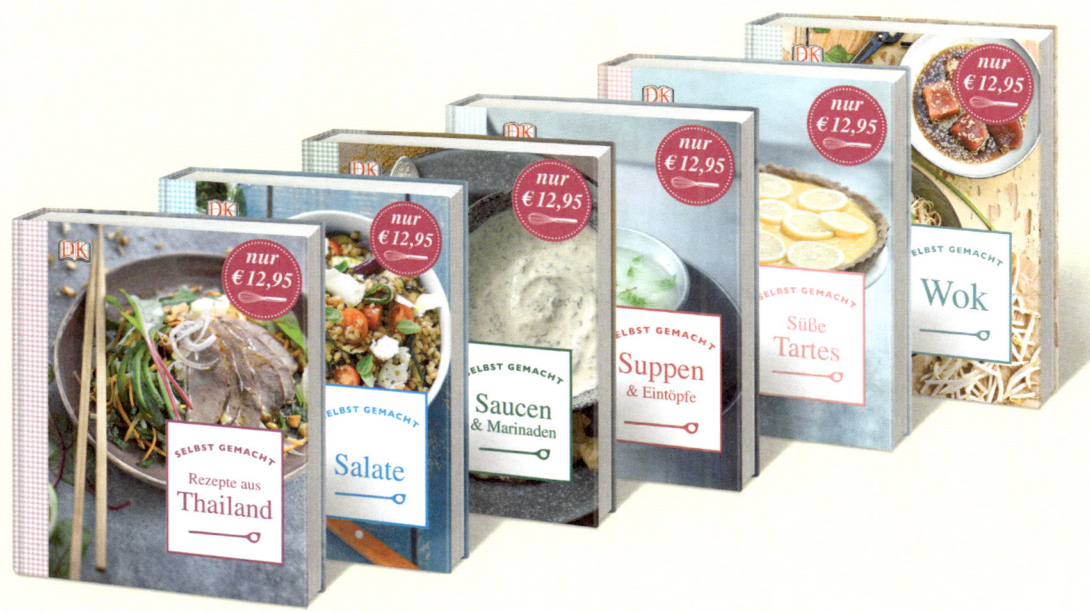

Selbst gemacht
Rezepte aus Thailand
ISBN 978-3-8310-2663-0

Selbst gemacht
Salate
ISBN 978-3-8310-2940-2

Selbst gemacht
Saucen & Marinaden
ISBN 978-3-8310-2661-6

Selbst gemacht
Suppen & Eintöpfe
ISBN 978-3-8310-2570-1

Selbst gemacht
Süße Tartes
ISBN 978-3-8310-2745-3

Selbst gemacht
Wok
ISBN 978-3-8310-2891-7

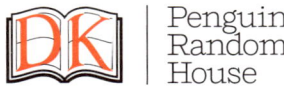 Penguin Random House

Für die deutsche Ausgabe:
Programmleitung Monika Schlitzer
Projektbetreuung Sarah Fischer
Herstellungsleitung Dorothee Whittaker
Herstellungskoordination Arnika Marx
Herstellung Sophie Schiela

Titel der französischen Originalausgabe:
Fait Maison – Détox

Übersetzung Kirsten Gleinig, Hamburg
Lektorat Katja Treu, München; Lara Tunnat, Braunschweig

ISBN 978-3-8310-2941-9

Druck und Bindung Industria Gráfica Cayfosa, Spanien

Besuchen Sie uns im Internet
www.dorlingkindersley.de

Hinweis
Die Informationen und Ratschläge in diesem Buch sind von den Autoren und vom Verlag
sorgfältig erwogen und geprüft, dennoch kann eine Garantie nicht übernommen werden.
Eine Haftung der Autoren bzw. des Verlags und seiner Beauftragten für Personen-, Sach-
und Vermögensschäden ist ausgeschlossen.

Soweit nicht anders angegeben, beziehen sich die Temperaturangaben für den Ofen auf Ober- und Unter-
hitze. Bei Umluft verringert sich die Temperatur um etwa 20 °C. Beachten Sie hierzu gegebenenfalls auch
die Angaben des Herstellers.